排卵障碍性不孕症
诊断与治疗

主　编　罗世芳
副主编　张向群　林海英

中国医药科技出版社

内 容 提 要

本书详述了排卵障碍性不孕症的诊断与治疗，全书从受孕的机制、卵巢功能、内分泌测定、促排卵药物的作用机制与应用、常见排卵障碍性不孕症、免疫功能与抗体测定五个方面，详述了排卵障碍性不孕症的诊断方法、临床治疗方法及适用范围，在重点内容下还附有真实的病例及病例分析。本书内容丰富、严谨，突出临床经验，适合广大的妇产科医生特别是不孕不育专科医生阅读。

图书在版编目（CIP）数据

排卵障碍性不孕症诊断与治疗/罗世芳主编. —北京：中国医药科技出版社，2012.1

ISBN 978-7-5067-5288-6

Ⅰ.①排…　Ⅱ.①罗…　Ⅲ.①不孕症-诊疗　Ⅳ.①R711.6

中国版本图书馆 CIP 数据核字（2011）第 239254 号

美术编辑　陈君杞

版式设计　郭小平

出版　中国医药科技出版社

地址　北京市海淀区文慧园北路甲 22 号

邮编　100082

电话　发行：010-62227427　　邮购：010-62236938

网址　www.cmstp.com

规格　958×650mm $^{1}/_{16}$

印张　9 ¾

字数　154 千字

版次　2012 年 1 月第 1 版

印次　2013 年 2 月第 2 次印刷

印刷　北京市密东印刷有限公司

经销　全国各地新华书店

书号　ISBN 978-7-5067-5288-6

定价　28.00 元

主　编　罗世芳

副主编　张向群　林海英

编　委　（按姓氏笔画排序）

王　红　王丽君　刘　群　李　月

李秋霞　邱　扬　郑志雄　郭艳军

从本书的撰写到整理、编辑的全过程中，得到无数患者的真诚配合。同时，医院领导和专科医师们也都给予了大力支持和帮助，在此特别鸣谢：

航天中心医院：金永成、杜继臣、李晓宇；

北京天伦医院：郑志雄、林海英、张军、晏晓东、柴春艳；

中国白求恩精神研究会办公室：王富荣、董桂荣。

写在前面

罗世芳主任以其近60年的丰富教学和临床经验，编写了本书。全书由浅入深，从理论、临床思维、治疗手段到预后，比较全面、详尽地介绍了关于不孕症的诊断和治疗，以及介绍了相关疾病。特别是以具体病例为例，介绍了在不孕症治疗中，从医患不同角度互相理解、支持和配合的重要性，体现了罗世芳主任对患者的深切同情和爱护。对从事不孕症治疗的医师及患者均有很强的可读性。

35年前，刚走出校门的我，在甘肃临夏回族自治州医院妇产科工作，有幸在罗世芳主任的亲自指导下，开始了我的妇产科医生生涯。作为妇产科启蒙老师，罗世芳主任全面的知识、精湛的技术，处理患者大胆果断的风格，以及她的敬业精神，影响了我一生的妇产科职业作风。一日为师，终生难忘。作为学生，欣然为老师写书提笔，不敢妄称为序，加上对不孕症无更深入的研究，只敢写成“前面的话”以表对罗世芳老师的尊敬和感激之情。

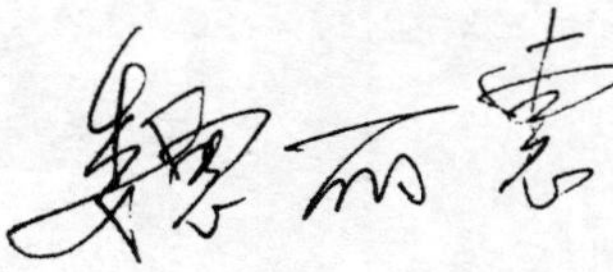

2011年6月

前　言

据统计全世界有5000万～8000万人患有生育问题，每年还增加约200万对新的不孕不育夫妇，而我国约有10%～15%的夫妇不孕。

不孕是指育龄夫妇无防护性生活两年而未受孕者，不育是指有过妊娠，但均以流产、早产、死胎或死产告终，无活婴者。不孕与不育两者内涵不同，但可能有共同的病因，如组织结构、感染、内分泌及免疫因素等异常。本书主要研究内分泌失调引发的排卵障碍性不孕症的诊断与治疗。

按WHO的标准，女性不孕症是指有规律的不避孕的性生活一年后仍不怀孕者；我国标准为两年。对原发不孕、闭经或长期继发闭经者不需要等12个月再检查。

不孕虽然不是致命的疾病，但它能造成个人痛苦、家庭危机、社会不安定，现已成为世界范围的一个重要医学与社会问题。

人的生殖能力是有限的，正常育龄夫妇有规律性生活者，其每个周期的受孕率约为25%，生殖能力随着年龄的增长而下降，不孕率随之增加。尤其是现代社会因环境的污染、市场竞争的压力、晚婚、晚育、不规范的人工流产、性传播疾病（STD）的蔓延、吸烟、吸毒等问题使不孕者增多。所幸现代科技发展，新药及新的治疗方法层出不穷，使过去视为原因不明的诸多不孕症得到了治疗。但是，人体之间各有差异，而且任何一种治疗方案都不是固定不变的，因此必须因人而异，体现个体化、个性化。

本书主要阐述对排卵障碍性不孕症切实可行的临床治疗原则和方法。首先要强调的一点是：在诊疗过程中要耐心细致地问诊，通过全身体检、妇科检查、专科的物理与生化方面的筛查，找到病因，方能对症下药。这就要求我们不仅要通晓生殖生育方面的理论，还要了解性腺轴激素分泌的脉冲节律，掌握周期性变化，要认真负责地追踪观察每一病例在每个周期治疗中的变化，包括心理变化，以便随时修正剂型用法，最终达到治疗目的。

其次，在诊疗过程中，要医患互信、互动，不可误诊、误治、过治。不孕患者承受着多方面的压力，既有来自上一辈的期盼、督促，也有亲友间有意无意的攀比，甚至是冷嘲热讽。有的患者在年轻、生育力旺盛期因忙于工作或谋生，视生育为拖累，等到事业有成经济基础稳定后，年龄已大才迫切地要求生育；有的虽属高龄，但再婚后想建立一个稳定的家庭，即使年过40仍急切求治；等等。患者心理状态复杂，可表现为抑郁、苦闷、急躁或忍气吞声。但都迫切要求药到病除，就诊当月怀孕。患者期望值越高，医生的压力就越大，责任也越重。所以作为一名不孕专科的医生，必须耐心、细心地体会患者的苦衷，不能训导式的对待患者，要帮助其解除顾虑和心理障碍，让患者在整个治疗过程中始终配合。

最后要具有高度的责任心，全心全意认真负责地为患者解决问题。要求医生诊断必须明确，治疗必须到位，不能强治或过治。妊娠是个自然的生理过程，不但受其本身生殖轴系统的调节，同时也受到情绪和生存环境的影响。只有了解病因、明确诊断才能采取适时、适当的措施。如果错失良机，就会延误一个周期的治疗，浪费精力、财力和时间，这是医患都不愿承受的。因而必须按照病情的变化规律随时修订治疗方案，调整用药剂量剂型。在帮助患者树立信心的同时要求患者坚持治疗，定时随诊，不可半途而废，医患协作才能达到治疗目的。

不孕症的病因和诊治是当前世界医药界研究的新课题与难点。本书以基础的生殖生育理论为导向，重点阐述各种排卵监测方法，促排卵药物的作用机制和治疗方案，诱发不孕或排卵障碍的常见病和多发病的近现代观点以及相应的诊治措施，以期为业内医师提供有益的参考，为渴望健康生育的公众和更多的家庭带去福音。

编　者

2011年9月

目　录

第一章 受孕的机制

妊娠是发生在男女双方的生理过程，需要正常的卵和精子。性交后，精子在通过女方宫颈管、宫腔到达输卵管的过程中获能；输卵管拾取由卵巢排出的卵，在壶腹部与精子相遇而受精。受精卵在输卵管中运行3~5天获得营养发育成胚胎，植入宫腔内膜后继续发育成为胎儿。故女性能否受孕必须具备一套健全的生殖系统。正常排卵的生殖功能取决于内分泌腺和神经系统即性腺轴系的控制：下丘脑（Hypothalamus，H）-垂体（Pituitus，P）-卵巢（Ovary，O）轴。各自分泌一定的激素（Hormone）呈周期性变化，相互调节和制约，形成性腺轴反馈系统。

第一节 性腺轴反馈系统的调控机制

一、性腺轴反馈系统

1. 女性性腺轴，即下丘脑-垂体-卵巢。

2. 性腺激素，包括下丘脑分泌促性腺激素释放激素（Gonadotropin Releasing Hormone，GnRH）；垂体前叶分泌促性腺激素（Gonadotropin，Gn），即促卵泡素（FSH）和黄体生成素（LH），卵巢分泌雌激素（Estrogen，E）、孕激素（Progestogen，P）与雄激素（Testosterone，T）。

下丘脑呈脉冲式节律分泌的GnRH，经门脉系统直接至垂体前叶，低脉冲节律促进垂体分泌FSH，高脉冲节律促进垂体分泌LH，FSH与LH直接影响卵巢的性激素分泌，故称下丘脑为性中枢。

（1）FSH主要促使卵泡发育、优势化，分泌雌激素

作用机制　①促进卵泡的颗粒细胞增生。②促进卵泡膜细胞分化。③促进卵泡分泌液增多，致卵泡囊腔增大。④促进分泌雌激素，形成卵泡期雌二醇第一次峰值。

（2）LH主要促使成熟卵细胞排卵变成黄体，分泌孕激素

作用机制　①激发卵细胞的减数分裂，使其成熟。②促进卵泡膜细胞发育增生，产生雄激素并经颗粒细胞上的芳香化酶作用而成雌激素，形成

黄体期雌激素的第二次峰值。③激发卵细胞成熟，分泌前列腺素，使成熟卵泡最终破裂而排卵。④排卵后使颗粒细胞和卵泡内膜细胞变成黄体，分泌孕激素形成黄体中期的孕激素峰值。

3. 排卵周期及月经形成

子宫内膜在卵泡期受雌激素的作用增生呈增殖期变，排卵后受孕激素作用而呈分泌期变。当雌、孕激素撤退，内膜剥脱而形成月经。当排出的卵细胞受精后则黄体继续分泌孕激素，以保证受精卵着床并发育成胚胎。

二、性腺轴反馈系统的调控机制

性腺轴的分泌由自身的反馈系统调控，同时也受大脑皮层的监控，在感觉冲动（视、听、触、嗅）时，大脑皮层的兴奋或抑制均影响 GnRH 的分泌。当情绪激动（喜、怒、哀、悲）时，交感神经系统的肾上腺素能物质或副交感神经的胆碱能物质可直接经神经通道至下丘脑，或经血循环至垂体，影响性激素的分泌，造成排卵障碍或月经紊乱。

反馈（Feedback）是指外围靶腺（即性腺，如卵巢）激素对下丘脑－垂体系统激素分泌和功能的调节作用，如月经中期的雌二醇高峰促进 GnRH－LH 高峰诱发排卵，是由于卵巢激素促进或增加下丘脑－垂体系统激素的合成和分泌的作用，谓之正反馈（positive feedback）。而黄体期卵巢分

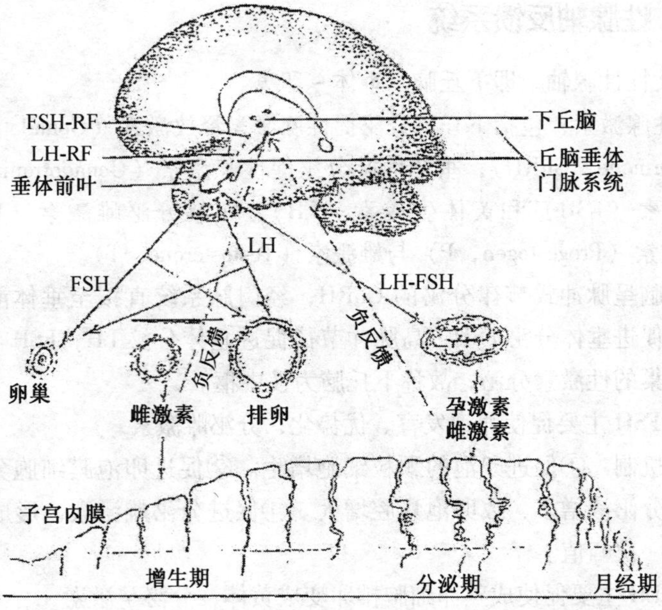

图 1－1　神经内分泌反馈系统、排卵周期、月经形成

泌的雌激素、孕激素、雄激素对下丘脑－垂体促性腺激素的合成和分泌呈抑制作用，谓之负反馈（negative feedback）。（图1－1，图1－2）

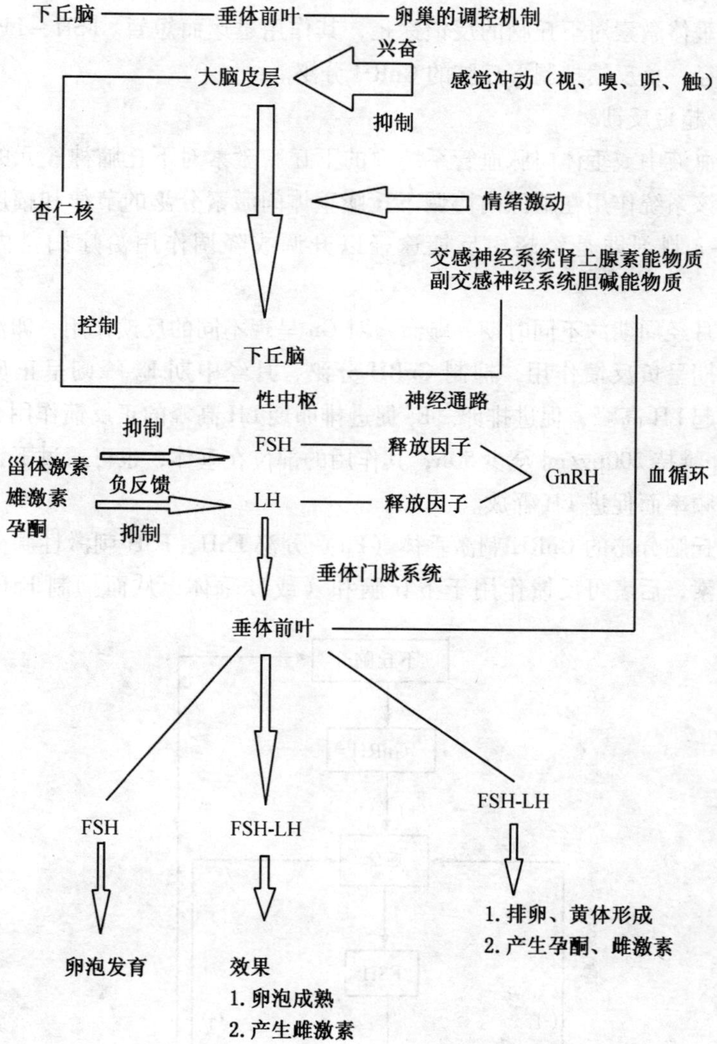

图1－2 性腺轴反馈系统

1. 长反馈

即卵巢激素对下丘脑垂体系统的反馈途径，是作用持久而稳定的反馈方式。卵泡期卵巢激素（E、P）经长反馈途径，负反馈作用于下丘脑垂体系统，抑制 GnRH－GnH 的分泌；排卵期雌二醇高峰（$E_2>300pg/ml$）出现时 E_2 以正反馈方式作用于下丘脑，促进 GnRH－LH 高峰而诱发排卵；黄体期雌孕激素共同的负反馈作用抑制 FSH－LH 的分泌，使之于月经来潮前降至最低点而导致子宫内膜脱落和月经来潮。

2．短反馈

为垂体激素对下丘脑的反馈途径，其作用迅速而短暂。FSH－LH 经短反馈途径，负反馈抑制下丘脑的 GnRH 分泌。

3．超短反馈

为血液中或垂体门脉血管系统内的下丘脑激素对下丘脑神经元的反馈途径。该系统作用在脑区内协调下丘脑垂体间激素分泌的节律和幅度。如 GnRH－a 制剂即是经超短反馈途径以升调或降调作用治疗妇科内分泌疾病。

在月经周期的不同时期，雌激素对 Gn 呈现不同的反馈作用，卵泡早期和黄体期呈负反馈作用，抑制 GnRH 分泌，月经中期 E_2 峰则呈正反馈作用，引起 LH 高峰，促进排卵。E_2 促进排卵期 LH 高峰的正反馈作用，需要血清 E_2 维持 200pg/ml 至少 50h，其作用的部位在垂体，也可通过下丘脑脉冲释放频率而促进 LH 释放。

下丘脑分泌的 GnRH 刺激垂体（Pit）分泌 FSH，FSH 刺激性腺分泌类固醇激素，后者可反馈作用于下丘脑和（或）垂体，从而抑制 FSH 的分

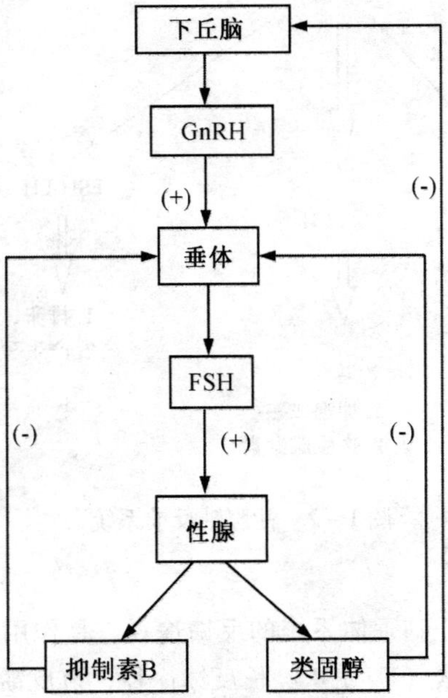

图 1－3　FSH 分泌与作用的调节

泌。FSH 还能刺激性腺合成抑制素 B，后者可抑制垂体分泌 FSH。

下丘脑分泌的 GnRH 刺激垂体（Pit）分泌 FSH，FSH 刺激卵泡颗粒细胞增殖并合成类固醇芳香化酶，该酶能将雄烯二酮（由 LH 刺激卵泡膜细胞产生）转化为雌二醇。在卵泡发生早期，雌二醇反馈作用于或垂体从而抑制 FSH 的分泌。在卵泡发生晚期，囊状卵泡产生的血液中高浓度雌二醇刺激 LH 和 FSH 的突然大量释放，这可能是由于类固醇激素直接刺激垂体，或通过增加下丘脑分泌 GnRH 来直接刺激垂体分泌大量促性腺激素。前者是雌二醇正反馈的一个范例（图 1－3）。

第二节 卵泡的发育

一、概述

卵巢在胚胎期 4 周至 8 周已形成；成熟期卵巢体积 4cm×3cm×1.5cm，重 5～6g，持续 35～40 年；绝经后卵巢缩小，体积约 2cm×1cm×0.5cm，重 1～2g。

卵泡在卵巢皮质内发育，源于卵黄囊上皮的原始生殖细胞，在胚胎 25 天时开始发育，至孕 6 周成为卵原细胞（Oogonia），进行有丝分裂，至孕 8 周约 60 万个，20 周时达高峰约 700 万个；于 3～5 个月发育成初级卵母细胞（Primary Oocyte），开始进行第一次减数分裂，形成初级卵泡（Primary Follicle）。在约 7 个月时大部分（99%）卵泡于开始发育后的不同生命阶段即自行凋亡，其余保持静止状态达 40～50 年。出生时数量减至 200 万个，青春期约剩余 30 万～40 万个。但女人一生中仅有 300～400 个卵泡发育成熟为优势卵泡（Dominant Follicle，Graaf Follicle）（图 1－4）。

静止状态的卵泡要经过一系列的生长发育过程，即“生长曲线”，共 8 个阶段约 85 天（或 3 个周期）。在这个过程中的任何时期，卵泡都可发生闭锁而离开生长曲线。在每个月经周期的黄体期，都有 15～20 个发育到 4～5mm 的窦状卵泡被募集，接受性腺激素的刺激，最后只有 1～2 个卵泡被选择发育，优势化成熟后排出。从募集、选择到优势化共约 2 周。

二、卵泡发育周期

1. 开始生长期

卵原细胞进行有丝分裂，进而发育成初级卵母细胞。

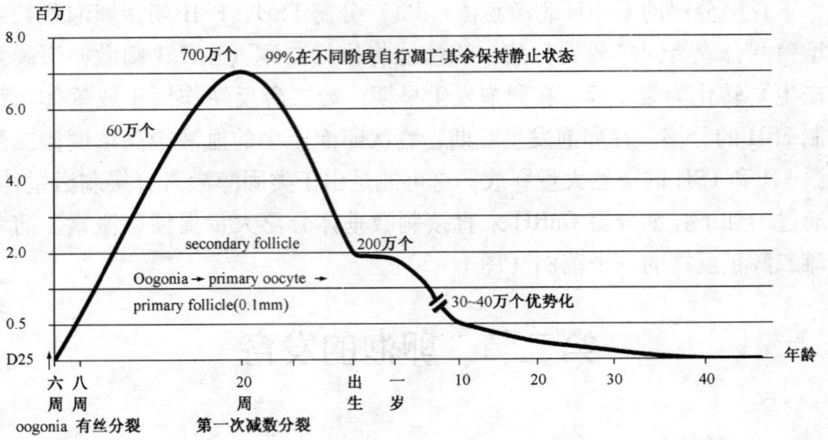

图 1－4　卵泡的发育

2. 持续生长期

初级卵母细胞进行第一次减数分裂，发育成次级卵母细胞，单层颗粒细胞增长成多层立方形颗粒细胞，并生成 FSH、雌激素、雄激素、泌乳素受体及芳香化酶 IGF 等。当细胞增大细胞膜内膜出现后，生成抑制素、LH、前列腺素受体，成为窦前卵泡。此过程都是卵泡自身内在的变化，不受垂体 Gn 的影响。

3. 促性腺激素调节生长期

窦前卵泡的颗粒细胞继续增多，卵泡液增加，具有卵泡膜内膜细胞层及透明带时，生成各种甾体与肽类激素的受体，此过程接受 Gn 的调控。当卵泡增大到 7～8mm 称为窦状卵泡。窦状卵泡在 FSH 调控下，进行募集—筛选—优化过程；在 LH 和 E 的协同作用下，卵泡成熟直径可达 18～20mm，然后卵泡破裂排出卵子，卵子直径可达 120μm，卵泡成为黄体。

卵泡发育的持续生长期及促性腺激素调节生长期前后经历 3 个月经周期共约 85 天。（图 1－5，图 1－6）

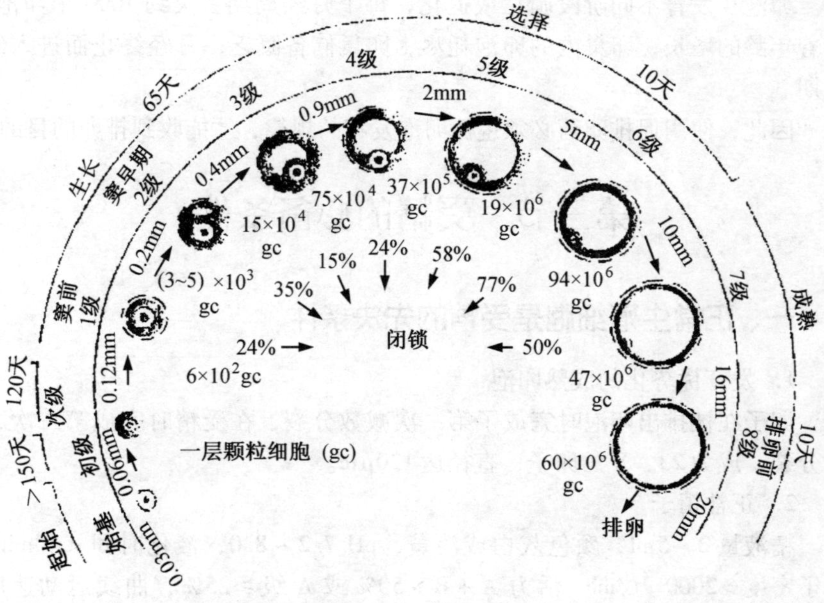

图1－5　成人卵巢内卵泡生长发育的各阶段及各级生长卵泡出现闭锁的比例

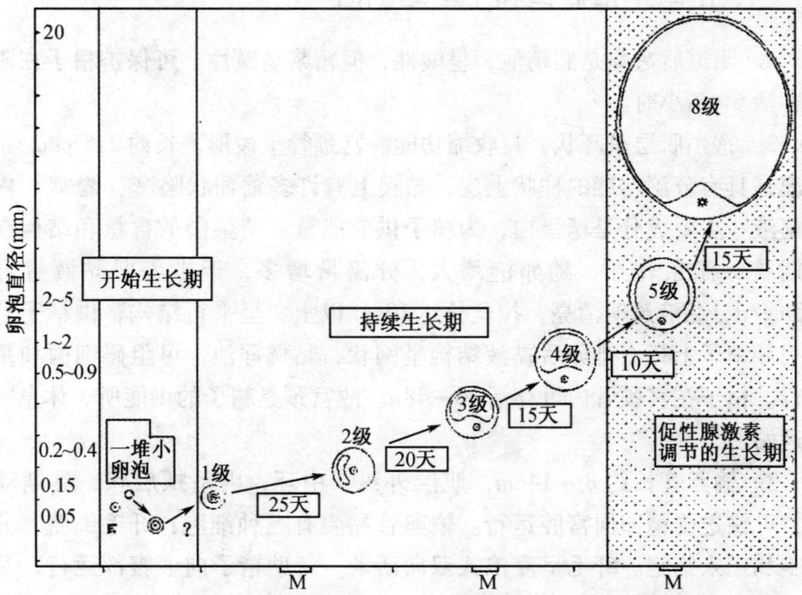

图1－6　卵泡的生长成熟与排卵
（摘自葛秦生：《实用女性生殖内分泌学》）

卵泡在发育不同阶段凋亡或退化，每个月经周期丢失约1000个卵泡。随着年龄的增长，卵巢内的卵泡耗尽，卵巢储备匮乏，月经终止而进入绝经期。

因此，使用促排卵药必须遵循卵泡发育的规律，才能收到排卵的目的。

第三节　受精的必备条件

一、正常生殖细胞是受精的先决条件

1. 发育优势化的成熟卵泡

卵子在被排出卵泡时完成了第一次减数分裂，在受精时完成第二次减数分裂，成为23，X的卵子，直径达120μm。

2. 正常精子

精液量2~5ml，颜色灰白或淡黄，pH 7.2~8.0，液化时间<40min；精子密度>2000万/ml，活力A+B>50%或A级≥25%，曲线运动速度33μm/s，正常形态比例>60%，精子活动率>65%。

二、正常生殖道有利于精卵结合

1. 阴道后穹窿是储精池，呈酸性，但精浆呈碱性，可保护精子在阴道内存活6~8小时。

2. 宫颈肌层呈环状，具收缩功能。宫颈管呈梭形，长约2.5 cm。颈管黏膜是具有分泌功能的柱状上皮，黏膜上有许多葡萄状陷窝（隐窝）内含分泌液，主要成分是糖蛋白，为精子供应能量。糖蛋白的含量和结构在卵泡期受雌激素作用，随卵泡增大，分泌量增多，于排卵期黏液量可达600mg/d，黏液透明清亮，拉丝长达10cm以上，呈平行结构，供精子营养并引导精子上行。排卵后黏液结构呈网状，黏稠浑浊，可阻碍细菌和精子上行。精子在宫颈管内可存活36~48h。故宫颈是精子的供能所、休息室和转运站。

3. 输卵管长约8~14cm，肌层外纵、中环，内呈螺旋状，具蠕动功能，可输送受精卵向宫腔运行。输卵管黏膜有三种细胞：纤毛细胞、分泌细胞和插入细胞。纤毛呈麦浪式双向活动，帮助精子向壶腹部运行，及使受精卵向宫腔滑行。精子在输卵管运行中，不断取得营养可存活3~4天。

输卵管壶腹部是精卵结合之处，因此输卵管必须具备拾卵功能，管腔必须通畅，黏膜层纤毛运动及肌层蠕动功能必须正常，才能将受精卵输送入宫腔。

三、正常子宫内膜有利于受精卵着床

排卵后子宫内膜在雌、孕激素协同作用下，形成分泌期变化，组织疏松肥厚，淋巴网丰满，血管丰富，为迎接受精卵做好准备。受精卵在输卵管的输送过程中从囊胚期（Blastocyte Stage）发育到桑椹期（Morula Stage），经3~5天到达宫腔，然后约有3天漂浮在宫腔内吸取营养继续发育成胚胎，之后胚胎孵出，含内外两层细胞，外细胞层即初期绒毛层，和子宫内膜接触粘连，受精卵钻入内膜，是谓着床，约发生在黄体期7~9天。从输卵管到宫腔着床的过程开始产生绒毛膜促性腺激素（HCG），因此，如果受精一周后血 HCG > 5IU/L 提示可能受孕。孕早期 HCG 迅速增多，2.2天就增加一倍，至孕60~90天达峰值（50,000~100,000IU/L）。高峰期不超过10天，即迅速下降。孕20周 HCG 仅为峰值的10%（约10,000~20,000IU/L）并维持此水平至分娩。在孕早期查 HCG 的倍增试验即48小时 HCG 成倍增加（Doubling Time），可预测胚胎发育情况。

第二章 卵巢功能、排卵监测、内分泌测定

第一节 基础体温

基础体温测定是排卵监测最简便、经济、可靠而安全的方法，亦称静息体温，要求从月经第一天开始至下一次月经前一天为一个周期，连续测定3个周期为宜。

一、测定方法

测定基础体温为不育诊疗步骤之一，用以测知排卵日期及卵巢功能的情况。一般妇女于下次月经前14日左右排卵，但月经不规律者，周期变化较大，排卵日颇难估计。是以确定排卵日期，及时性交，促使精卵结合，对不育之诊疗甚属重要。

通常妇女之体温于经期后稍低，排卵日可能更低，排卵后则升高。所以根据每日体温测定，即可间接获知排卵日期，于排卵日及其前后一二日内性交，以增加受孕机会。由于周期内之体温波动甚小，仅摄氏0.5℃～1℃，因此该表务求精确，并应严格遵守下列各项：

1. 置备一基础体温表，掌握读表方法。

2. 将温度表放于床侧小几上，每晚临睡前将水银柱甩低。

3. 每日清晨醒后，立刻测量体温（口内5min）。如能于每晨固定时间（5时～7时）测温更佳。测温前严禁起床、大小便、吸烟、进食、谈话等，测量后将体温记入基础体温测定表内（图2－1）。

4. 如有性生活，应于表内注明。

5. 感冒、饮酒、迟睡、失眠等情形，往往影响体温，应于备注项内写明，以作参考。

6. 周期中如有短暂之下腹隐痛，阴道点滴渗血，白带突增，性感增强等情形，可能与排卵有关，亦应于备注项内注明。

7. 应坚持每日测量体温，持续两月或两月以上，对不育之诊疗始能有助。

8. 每一月经周期使用一表格，自表格之左侧开始记载，并以×表示经期开始。

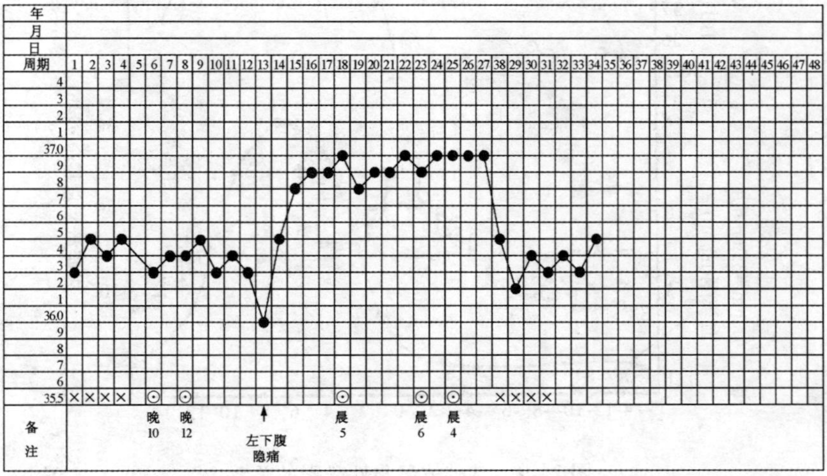

• 表示体温　⊙ 表示是日有性生活，注明时间

× 表示经期　↑ 表示身体不适及其他症状等

图 2－1　基础体温测定表

二、机制

体温调节中枢对孕酮极为敏感，由于排卵后卵巢黄体分泌孕酮使体温上升约 0.5℃，并持续 14 天，形成排卵前体温较低，排卵后体温上升的现象，表示有排卵，称 BBT 双相。如 BBT 保持平线称 BBT 单相，表示无排卵。临床上把 BBT 分为：

1. 低温期。即卵泡期，约 12～18 天不定。体温保持在 36.5℃左右。

2. 移行期。即排卵期，约 3～4 天，为低温日到体温上升稳定之日。排卵期体温可再降 0.3℃，这是因为雌激素峰值时，体内乙酰胆碱增加，引起血管扩张，散热增加。习惯上把体温降低之日称为“0”日，表示排卵之日。

3. 高温期。即黄体期，持续 12 天以上。体温上升，较卵泡期高 0.5℃左右。

从卵泡期低温至排卵后体温上升 0.5℃称为温差，黄体期温度上升，波动在 0.2℃左右为温幅（图 2－2）。

三、临床应用

1. 卵泡期体温应在 36.5℃左右，如果月经来潮而体温未降，可能有子

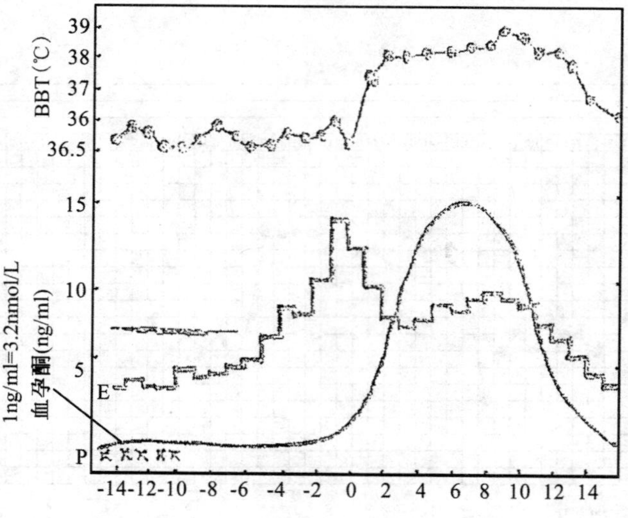

图2－2 基础体温与性激素的关系

宫内膜异位症或早期亚临床流产，因病灶出血后产生的吸收热或盆腔炎性渗出液的刺激。

2. “0”日降温不足0.3℃，可能E峰不足。

3. 温差<0.5℃或温幅>0.3℃，或高温持续<11d可能为黄体功能不足（LPD）。

4. 高温>18d可能受孕，>20d可确定受孕。

5. BBT双相而B超未见排卵现象可能为未破裂卵泡黄体化综合征（LUFS）。

6. 移行期>3d，温度上升缓慢，温幅大，可能激素失调。

7. 闭经而BBT双相排除妊娠后，应考虑内膜结核或宫腔粘连。

8. BBT可测定出血或腹痛与排卵的关系。

9. BBT可指导激素测定和内膜活检的日期。

10. BBT可指导输卵管造影（Hystero Salpingo Graphy，HSG）、宫颈黏液评分（Cervical Mucous Score，CMS）、性交后实验（Postcoital Test，PCT）及宫腹腔镜检的合适日期。

第二节 宫颈黏液评分

宫颈黏液（CM）的量、透明度、黏稠度、延展性、结晶形成及细胞数等，随卵巢的周期性变化而发生特征性变化。

一、排卵期因雌激素分泌骤增

宫颈及其分泌液随排卵期雌激素分泌骤增形成瞳孔现象：

1. 宫口扩大：由1mm增大至3mm，宫颈表面红润。

2. 黏液量由20mg/d至60mg/d，达600mg/d。

3. 黏液弹力增强拉丝长达阴道口，>10cm并出现羊齿叶状结晶。

4. 黏液清亮透明，其中白细胞极少，pH呈碱性，有利于精子成活。

宫颈黏液性状反映了雌激素的量，当黏液透明、量多，拉丝至阴道口时正值雌激素峰值，而瞳孔现象最明显时亦即卵泡成熟之时，排卵后立刻消退，通常在24h之内，透明的黏液变少而黏稠。

二、检查方法

用长镊在宫口取透明之黏液，拉长，平置在玻片上，待干后镜检，不涂抹以免破坏结晶。

1. 结晶检查

Ⅰ度或（+）：结晶1级分枝，呈离散状为排卵早期。

Ⅱ度或（++）：结晶2~3级分枝，呈金鱼草状，卵泡成熟。

Ⅲ度或（+++）：典型羊齿植物叶状结晶，有3级分枝，主干粗壮、丰满，为最佳的雌激素作用，提示即将排卵。

羊齿结晶未见逐日增多，可能与服用枸橼酸氯米酚（克罗米酚，CC，Clomiphene）有关，如羊齿结晶消失而见到椭圆形小体比白细胞大2~3倍，表示已排卵为黄体期或早孕。

2. 评分标准

对宫颈黏液相关指标综合评分（表2-1），能客观准确地反映宫颈黏液的质量，从而估计卵泡成熟情况，预测排卵。

表2-1 宫颈黏液（CM）改良Insler评分法

评分	量（ml）	拉丝度（cm）	结晶	黏稠度	WBC数
0	无	无	无	极粘稠	≥11个/HP
1	0.1	1~4	不典型	中间型	6~10个/HP
2	0.2	5~8	主干+分枝	轻度	1~5个/HP
3	0.3	≥9	主干+2级分枝	稀薄	偶有

评分10~15分接近排卵。CM是卵泡产生E_2的窗口，在自然周期中当E_2不断上升达到峰值时CMS一般均≥9分，最高CMS与LH峰同步。故CMS≥10分时为E_2峰值之时，同时宫口呈瞳孔样现象，是即将排卵的信号。排卵当日CMS可下降30%，排卵后24小时CMS急剧下降。故CMS下

降 CM 变稠表明排卵已完成。羊齿结晶消失，出现椭圆小体。Clomiphene 周期时 CM 减少，CMS 不完全反映排卵情况。

总之，CMS 方法简便可行，具有可靠性和在一定时间范围内良好的可重复性。可指导 HCG 注射时间。

第三节 超声监测

一、卵泡发育的监测和预测排卵

常规监测从自然周期或刺激周期第八天（D8，下同）开始，连续观察探视卵巢位置、大小、有无囊性肿物存在，发育的卵泡数，测其最大横径及垂直径，取其平均数为卵泡直径（FD）。但是，具体的监测时间及次数还要视病情及发育情况而定。

1. 一般从周期 D6～D8 开始，根据卵泡平均直径（MFD）：

（1）MFD＜10mm，每 3 天一次，每天增长约 0.5～1mm；

（2）MFD＞10mm，每 2 天一次，每天预计增长 1～2mm；

（3）MFD＞14～15mm，每 1 天一次，每天增长约 2～3mm；

（4）MFD≥18mm，为卵泡成熟，直至排卵后。

排卵期当卵泡消失后 6～8d 复查一次。

2. 成熟卵泡不消失而出现黄素化现象者，每 2～4d 监测一次，直至卵泡消失。

3. 在预测的排卵期，卵泡未见规律增长或未达成熟标准者，每 2～4d 监测一次，直至经期。

二、卵泡发育规律

卵泡发育增大至 0.5cm 以上可超声显影，初为多个，随周期进展小卵泡消失，而在排卵前仅 1～2 个卵泡增长成熟。

1. 卵泡早期增长缓慢

每日约 0.1～0.15cm，排卵前 3 天每日增长 0.2～0.3 cm，偶有突然增大者。

2. 成熟卵泡直径

自然周期 16～26mm，以 19～22mm 占多数。

Clomiphene 促排卵方案：卵泡直径＞18mm，可达 24～26mm。

HMG/HCG 方案：可能多个卵泡直径在 18mm 左右。

FSH/HMG/HCG 或 GnRH 方案：卵泡直径 16～17mm。

卵泡大小和卵泡数与雌激素量呈正相关。

3. 成熟卵泡性状

卵泡张力大，无回声程度强、透亮、内壁清楚、薄，有时可观察到贴在卵泡一侧的卵丘呈云雾状，卵泡成熟后向卵巢表面突出。

4. 过早黄素化未排卵的卵泡内壁模糊，有时可观察到内容有光点。不破裂卵泡黄素化（LUF）速度快，在 LH 峰后急剧增大且持续至下次月经前 1～2 天才消失，有的增大达 7～8cm 直径，经期可消失。

三、排卵现象

（一）卵巢内的变化

1. 原有的优势卵泡突然完全消失，同时在子宫直肠窝出现游离液，卵巢内不再有泡状显影。

2. 卵泡明显缩小壁塌陷，持续 1～2 分钟消失，有的可于 1 小时内缩小的卵泡中出现中等水平的回声，即相当于血体形成。

3. 原有的优势卵泡不消失或稍缩小后再增大，直至下次月经完全消失为 LUF。

4. 原有的优势卵泡突然皱缩，边缘模糊呈锯齿状变厚，内有光点，2～3 天后复查完全消失，可能为黄体（图 2－3）。

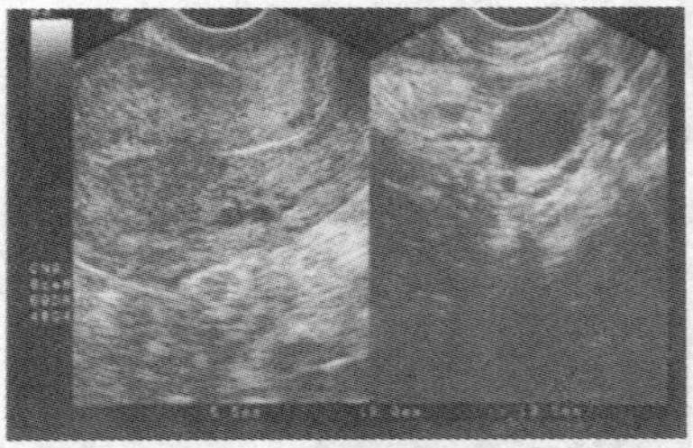

A

D11 LOV，FD = 19mm

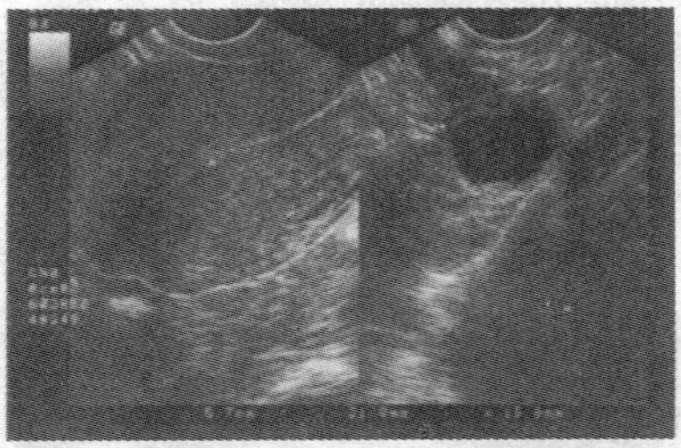

B

D12 LOV，FD = 21mm

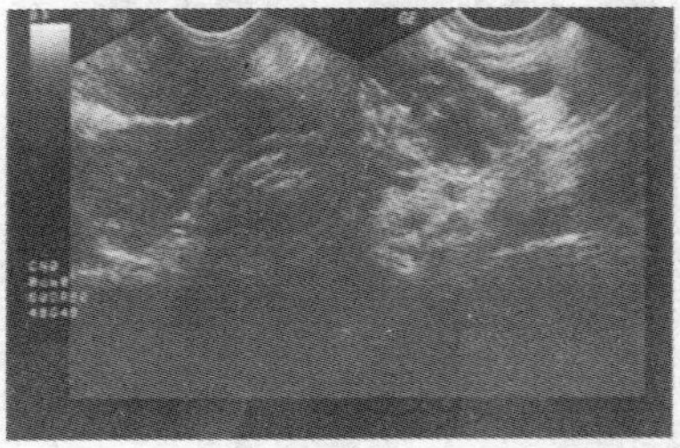

C

D14 LOV，已排卵，皱褶样改变

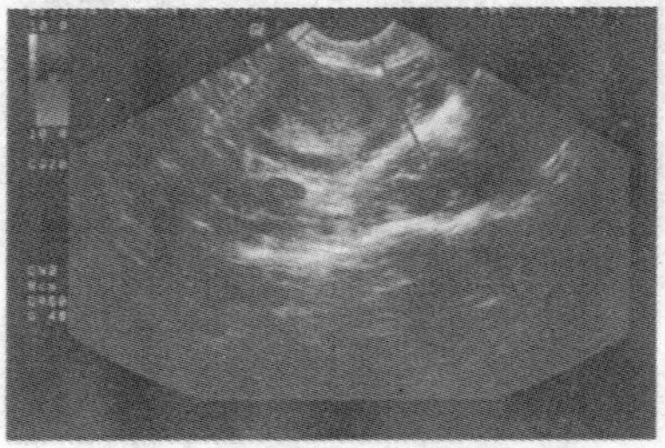

D

D16 黄体形成

CDFI：黄体周边血流信号丰富，血流信号呈半环状

图 2－3　卵巢排卵前后序列超声监护图

（二）子宫内膜的变化

子宫内膜的变化与性激素正相关。B超下子宫内膜的厚度是指子宫前后壁的子宫内膜加宫腔间隙。在雌激素的刺激下内膜呈三条线，即子宫肌层、内膜交界面及宫腔间隙，最外层是肌层血管网，其内强回声线为基底层，低回声区为功能层，中央强回声为宫腔。测定时从强回声外缘到对侧强回声外缘，形成三条线之间的厚度为内膜厚度。

周期第八天内膜厚度为0.6～0.8cm，注射HCG日一般可达0.7～1.0cm，受孕激素影响后三条线图象消失，内膜回声变强，中心为低回声带，中心回声线断续不清，内膜层次模糊，可能是腺体及分泌物增多所致。

四、不孕症病变的辅助诊断

1. 卵巢体积与子宫体积的正常比例为1∶2，测定卵巢增大＞9cm，卵泡多个（一侧＞12个），且卵泡在卵巢内呈项链排列，周期观察无成熟卵泡，应结合生化检测考虑为多囊卵巢综合征（PCOS）。

2. 子宫内膜厚薄不均，凹凸不平，提示疤痕组织形成，考虑结核性子宫内膜炎或宫腔粘连。

3. 显示黏膜下子宫肌瘤或息肉，子宫壁内低回声区应鉴别子宫肌瘤或是腺肌瘤（图2－4）。

（1）B超影像

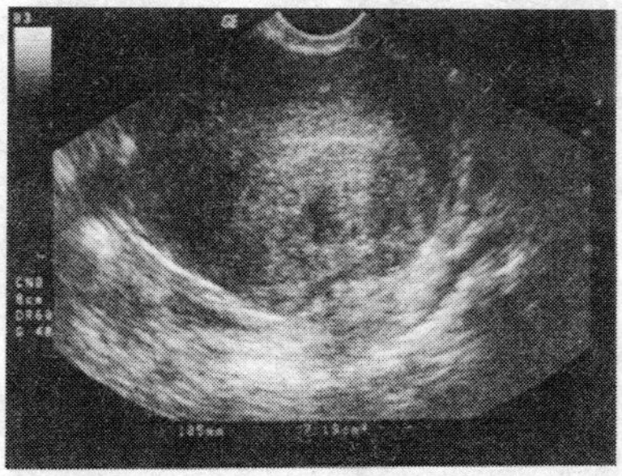

A

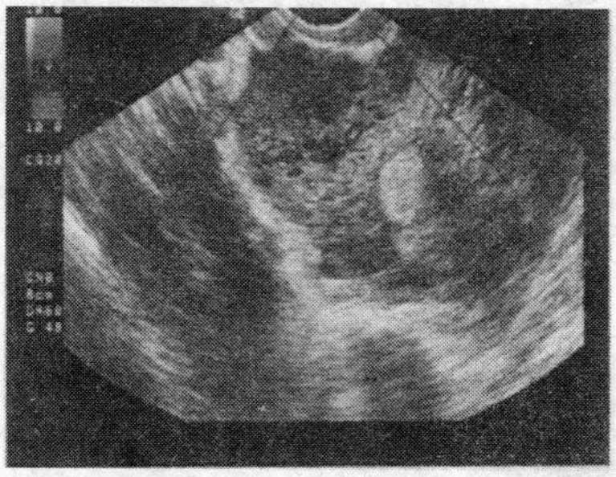

B

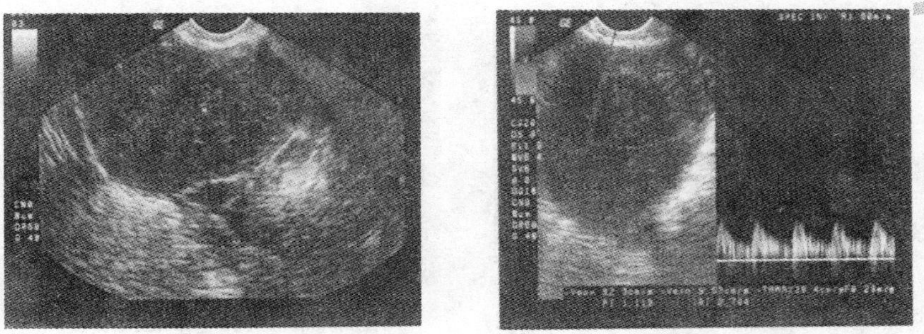

C　　　　　　　　　　D

图2－4　子宫肌瘤和肌腺瘤超声鉴别

图A：为子宫后壁肌腺瘤，后壁肌层回声明显增厚，回声光点增粗增强，大小如图虚线所示，其边界模糊不清。

图B：CDFI：肌层内血流较丰富，呈弥漫性，可见丰富的静脉血流频谱，其RI＞0.5，瘤体周边无彩色血流环绕。

图C：子宫后壁一较大肌瘤，呈低回声，大小约45mm，其边界清楚，可见瘤体周边假包膜。

图D：CDFI：为肌瘤血流，瘤体内及周边可见动脉静脉频谱，其RI或PI偏低，大于或等于0.5。

（2）肌腺瘤及肌瘤彩色超声鉴别：①肌瘤呈低回声较多，边界清，可见假包膜，肌腺瘤位于子宫后壁偏多且表现为回声光点增粗增强，边界模糊，无假包膜；②CDFI：肌瘤内及周边均可见较丰富动静脉血流信号，且RI或PI偏低；肌腺瘤内血流信号丰富，周边无血流信号环绕，且RI或PI随月经周期变化，RI呈高阻。

4. 鉴别巧克力囊肿及生理性囊肿

（1）B超图像（图2－5）

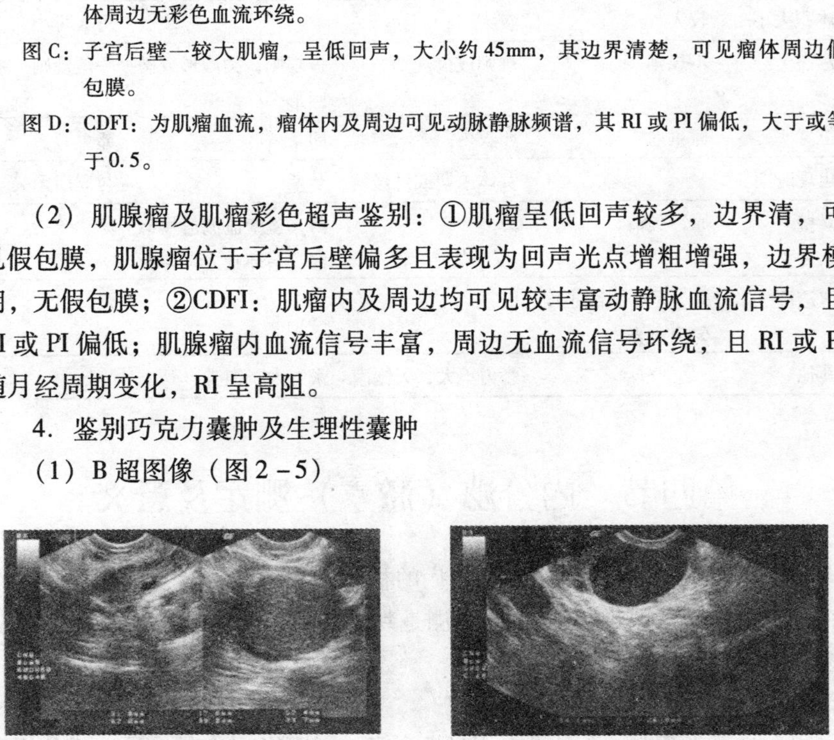

A　左侧卵巢巧克力囊肿，约40mm

B　右侧卵巢内卵泡囊肿，约34mm（月经期）

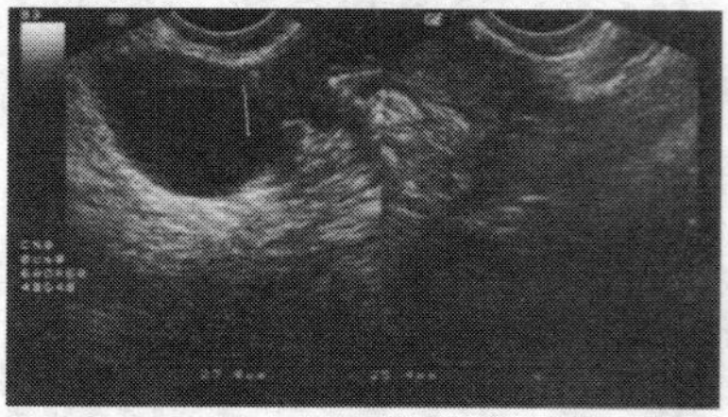

C

右侧卵巢内黄体囊肿，约28mm（怀孕45d）

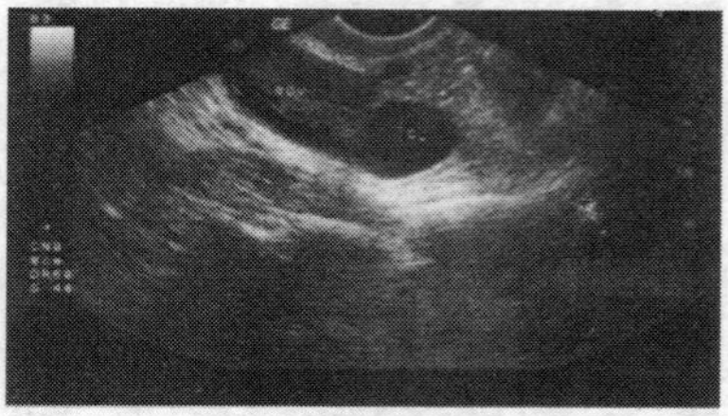

D

右侧卵巢冠囊肿（卵巢系膜囊肿）

图2－5　巧克力囊肿与生理性囊肿超声鉴别

（2）巧克力囊肿、卵泡囊肿、黄体囊肿、卵巢系膜囊肿的彩色超声鉴别（表2－2）。

表2－2　巧克力囊肿与生理性囊肿超声鉴别

	巧克力囊肿	卵泡囊肿	黄体囊肿	卵巢系膜囊肿
体积大小	较大	较大		可大可小
形态	不规则	规则或欠规则	极规则，类圆形或椭圆形	一般规则
位置	卵巢内	卵巢内	卵巢内	卵巢旁
出现时期		黄体末期或月经期	孕期	与周期无关
囊壁	厚，欠清	薄	薄，囊壁血流信号丰富，呈环状或半环状	薄
内透声	差，呈密集细小均匀回声光点	好	好	好
其他		张力不大，欠饱满	张力大，饱满	

第四节　内分泌（激素）测定及意义

内分泌失调，排卵障碍是不孕症的祸首，故激素测定及认知，对不孕症的诊断和治疗十分重要。激素监测是判断排卵与否最可靠而准确的方法。

一、激素测定方法

1. 监测前至少一个月没有用过性激素，否则影响诊断（治疗后的周期例外）。

2. 必须按月经周期定时定项检查

（1）测定基础值：选择月经周期D3最佳，目的为预测卵巢功能，制定治疗或促排卵方案。

（2）首次测定项目：妇科激素六项（E_2、P、T、PRL、LH、FSH），PCOS者无论胖瘦须测空腹血糖（Go），胰岛素（Io），预测胰岛素抵抗（IR），必要时加测甲功三项（TSH，FT_3，FT_4），以便制定治疗方案。

（3）卵泡晚期（D12～D16）：当卵泡接近成熟时测 E_2、LH，预测排卵及用 HCG 的时机和用量；最好同日加测 P 值估计子宫内膜容受力。

（4）黄体期（D21～D26）：测 P 值，预测黄体功能排卵与否。加测 HCG，必要时作 HCG48 小时倍增试验，预知早早孕加强监护保胎措施。

3．强调在月经周期所测出的数据还必须看清测定值的单位，必要时进行换算（表 2－3）。

表 2－3　女性激素单位换算表

促卵泡刺激素（FSH）	1mIU/ml ＝ 1U/L
促黄体生成素（LH）	1mIU/ml ＝ 1U/L
生长激素（GH）	1ng/ml ＝ 1μg/L
催乳素（PRL）	1ng/ml ＝ 20mIU/L ＝ 21.2μm/ml
促甲状腺激素（TSH）	1μU/ml ＝ 1mU/L
雌二醇（E_2）	1pg/ml ＝ 3.67pmol/L
雌三醇（E_3）	1ng/ml ＝ 3.6nmol/L
孕酮（P）	1ng/ml ＝ 3.18nmol/L
睾酮（T）	1ng/dl ＝ 0.0347nmol/L
	1ng/ml ＝ 1U/L
绒毛膜促性腺激素（HCG）	1mIU/ml ＝ 1U/L

二、激素六项监测的临床意义

与月经周期相关的六种激素的分泌情况及参考数值见图 2－6，表 2－4。

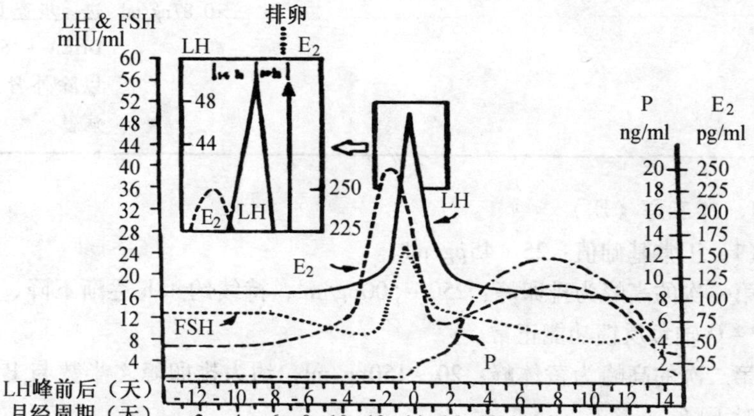

图 2－6　月经周期中促性腺激素和性激素的变化及峰值

表2－4　激素测定参考数值及其意义

激素（单位）	卵泡期	中期峰值	黄体期	均值	异常界限	意义
FSH（mIU/ml）	2.5～10	6.0～2.5	0.3～2.1		<2.5或>20	<2.5：下丘脑垂体功能障碍 >20：高龄 >40：卵巢早衰
LH（mIU/ml）	2.5～10	25～75	>1～13		<2.5或>40	<5：青春期下丘脑垂体功能不良 >40：性功能亢进；绝经后卵巢衰竭，育龄基值 >25：卵巢功能不良
E_2（pg/ml）	50～110	110～330	110～274		<30	卵巢功能不良
P（ng/ml）	<1	<2～5	30～250		>5 <10	有排卵 黄体功能不良
PRL（ng/ml）				正常<18 均值为6.2	>25～30 >100～300	PCOS或闭经泌乳综合征，垂体微腺瘤可能
T（ng/dl）	<0.4	<0.6	<0.5		>0.6ng/dl或>0.87ng/ml	为高雄激素血症或PCOS，应进一步查DHT，DHEA－S等，以除外肾上腺病患

1．雌二醇（E_2）

（1）正常基础值：25～45pg/ml。

第一次的高峰为排卵峰：250～500pg/ml，持续约48h逐渐下降，说明H－P－O轴负反馈功能正常。

第二次的高峰为黄体峰：20～150pg/ml，约为排卵峰之半数与P值高峰同时下降。

（2）E_2基值<30pg/ml为下丘脑垂体功能低下，卵巢储备不良。

（3）排卵峰的出现预示在48h左右可能排卵，可根据LH值、卵泡大小及CMS考虑HCG用量与用时。

（4）E_2 >80pg/ml示促排卵疗效不良，E_2 >100pg/ml示卵巢反应低下。

2．孕酮（P）

（1）正常基础值：在整个卵泡期P值应维持在<1ng/ml，0.9ng/ml是子宫内膜分泌期变化的最低限度。P值随LH峰出现开始上升，排卵后大量增加。

（2）黄体中期P值为15～32 ng/ml或更高，整个黄体期P值呈抛物线状。

（3）P>5 ng/ml示有排卵（LUFS例外）；P<5 ng/ml为无排卵。

（4）P>10ng/ml或排卵后第6、8、10三天总和>30ng/ml为黄体功能正常；P<10ng/ml为LPD。

（5）卵泡期P>1ng/ml预示促排卵疗效不良。

（6）IVF－EF方案中，注射HCG日：

如果P>1ng/ml预示受精卵种植率下降，内膜容受力不良或LUF；

如果P>1.5ng/ml预示过早黄素化，LUFS；

如果P值（ng/ml）×1000/E_2（pg/ml）>1示卵泡过早黄素化，卵巢功能不良。

3．促卵泡素（FSH）

（1）正常基础值：5～10mIU/ml，卵泡期保持平稳低值。

（2）排卵期FSH约为基础值的2倍，不超过30mIU/ml，排卵期迅速下降至卵泡期水平。

（3）基础FSH<5mIU/ml，提示下丘脑或垂体功能不良。

（4）基础FSH连续两个周期>12mIU/ml，提示卵巢功能不良，促排卵疗效不佳。

（5）基础FSH连续两个周期>20mIU/ml是卵巢早衰的隐匿期，预示一年后可能停经。

（6）基础FSH连续两个周期>40mIU/ml为高Gn性闭经。如发生在40岁之前为卵巢早衰或卵巢不敏感综合征；如发生在45～50岁为正常绝经期。

4．黄体生成素（LH）

（1）正常基础值：5～10mIU/ml。略低于FSH，整个卵泡期保持平稳低水平。

（2）排卵峰：40～60mIU/ml甚至大于100mIU/ml。发生在E_2峰之后突然迅速增高可达基础值的3～8倍，持续16～24h然后迅速下降至早卵泡期水平。LH峰值出现预示H－P－O正反馈功能正常，即将排卵，是监测排卵的最佳标准。

（3）E_2 峰后 LH＜10mIU/ml，而卵泡＞16～20mm，是 HCG 注射的最佳时机。

（4）卵泡期如 E_2 峰未达标而 LH＞10mIU/ml，预示 LUF、LUFS。

（5）基础 LH＜3mIU/ml 为下丘脑垂体功能不良。

（6）基础 LH＞40mIU/ml，而年龄小于 40 岁为卵巢早衰。

（7）基础 FSH/LH＞2～3.6，示卵巢储备功能不良，排卵反应不佳；基础 LH/FSH＞2，示 PCOS。

5. 催乳素（PRL）

（1）正常基础值：＜25ng/ml。

（2）基础 PRL＞25～30ng/ml 可能 PCOS，应查甲功。

（3）PRL＞200～300ng/ml 应除外垂体微腺瘤，一般 PRL＞50ng/ml 有 20% 泌乳素瘤，＞100ng/ml 有 50% 泌乳素瘤，＞200ng/ml 常有微腺瘤，必须做垂体 CT 或 MRI。

6. 睾酮（T）

（1）正常基础值：30～60ng/dl。在 35 岁前随着年龄增加逐渐降低。但在绝经期变化不明显，甚至轻微上升。

（2）T＜20ng/dl：预示卵巢功能低下。

（3）T＞75ng/dl：预示 PCOS，高雄激素血症，应进一步除外肾上腺皮质增生症。

第五节　阴道细胞周期涂片

通过刮取阴道上段侧壁分泌物中脱落细胞涂片，巴氏染色，镜检，每周一次共四次。以观察阴道上皮细胞对卵巢激素的反应，推测卵巢功能。

一、阴道细胞周期涂片的指标

1. 成熟细胞指数（MI）

指基底细胞数、中层细胞数、表层细胞数在总细胞中所占的百分比。如计数向右逐渐增加称右移现象，表示成熟细胞增多，雌激素水平升高。如计数向左逐渐增多称左移现象，表示不成熟细胞增加，雌激素水平低落，卵巢功能不良（表 2－5）。

2. 致密核指数（KI）

以鳞状上皮及细胞表层致密核细胞的百分比计算，表示雌激素水平。

3. 伊红细胞指数（EI）

以鳞状上皮表层嗜伊红细胞的百分比计算，排卵期表层细胞增多，涂片可见。嗜伊红细胞染色后呈大方块、粉红色，排列稀疏，明亮，背景清洁，白细胞极少，表示卵巢功能良好。

表 2－5　正常月经周期不同时期 MI、KI、EI 值

时期		MI（%）	KI（%）	EI（%）
卵泡期	早	0/80/20（底/中/表）	20（±）	5～10
	中	0/60/40	20～40	30～35
	晚	0/40/60	40～60	40～60
排卵期		0/40/60	40～60	45～75
黄体期	早			
	中	0/70/30	40～20	20～10
	晚		20（±）	10～8
月经期			20（±）	8～20

二、宫颈黏液与阴道细胞的对照

对患者做妇科检查时，常常同时做宫颈黏液及阴道脱落细胞检查，了解卵巢的功能（表 2－6）。

表 2－6　宫颈黏液（CM）与阴道细胞（VC）对照

宫颈黏液	拉丝长度	1cm	6cm	15cm	12cm	3cm
	量	（+）少	（++）中	（+++）多	（+++）多	（+）少
	黏度	黏，厚	中	稀薄	稀薄	黏，厚
	白细胞	（++++）大量	（++）少量	（0）无	（0）无	（++）少量
精子存活		（0）无	（++）少	（++++）多数活精子	（++++）多	（+）少
阴道细胞		雌激素低落，表层细胞少	表层细胞增多	表层细胞角化前	角化细胞	角化细胞少，雌激素低落

第六节　子宫内膜活检

一、子宫内膜的周期性变化

子宫内膜由功能层和基底层组成。功能层占子宫内膜的上 2/3，由表面致密层和中间海绵层组成，受雌激素刺激呈增生型变，从周期第五天厚度 <2mm，到排卵期增厚至约 7～9mm；排卵后受孕激素影响呈分泌期变，厚度继续增加，月经期前可达 10mm 以上；到月经期内膜在十数小时内完成剥落，厚度降至 1.25mm。经期出血是由于内膜表层动脉和毛细血管破裂，月经终止前，由于血管收缩、组织塌陷、血栓形成和雌激素水平增加，子宫内膜被修复而血止。

二、子宫内膜活检

1. 内膜活检的目的　了解卵巢功能，有无排卵；查不孕原因，除外宫腔病变如结核、息肉、肌瘤、粘连等。

2. 禁忌证　阴道炎症如滴虫、霉菌等；急性或亚急性盆腔炎症；促排卵治疗期。

3. 取材　首先排除受孕之可能性后，于月经前 1～2 日或经期 24h 内，用小刮匙在宫腔底部前、后壁各取少量内膜做病理学检查。现多在宫腔镜直视下取材。

4. 临床意义

（1）如呈分泌期样变，示有排卵。如分泌期样变较正常人落后 2 天以上为黄体功能不全。

（2）如仍为增生期，呈子宫内膜增生过度，示无排卵。

（3）如为单纯性增生（腺囊性增生）、复杂性增生（腺瘤样增生），或不典型增生均需进一步复查治疗。

（4）闭经或月经第一天（24h 内）取材，诊刮下内膜极少或干酪样物质，应考虑内膜结核。

第七节　性交后试验

一、概述

性交后试验（Postcoital Test，PCT）首先于 1966 年由 Sims 所创，而后

Huhner 将其推广，是宫颈黏液与精子相互作用的指标，又称 Sims - Huhner Test。宫颈可视为精子进入子宫的生物活门，对精子的移动有障碍和积极的双重作用，而宫颈的功能主要取决于子宫颈柱状上皮分泌物：宫颈黏液能在排卵或接近排卵时输送精子，其余时间阻止精子上行；在阴道环境不利时，如存在吞噬细胞，可保护精子，补充精子所需的能量，滤去不正常和缺乏活动性的精子，且在雌激素占优势时挑选活力强的正常精子进入生殖道。

二、PCT 试验

性交时有20亿～50亿精子附着在子宫颈和阴道后穹窿，精子主要靠自身的移动通过宫颈管而获能，宫颈黏液的生化性质与精子能否穿过宫颈密切相关，除此之外，可能也有宫颈环行肌层的收缩作用。有报道射精后2～3min 可在宫颈内找到精子，5min 可出现在输卵管壶腹部，并持续到 15～45min。精子在体外的移行速度仅为 0.1～3mm/min，而在体内却可以很短时间到达壶腹部，提示移行可能受女性生殖道的某种运输机制的促进。排卵期在雌激素作用下黏液可引导精子向上通过宫颈管，在黄体期则阻碍精子运行。因此 PCT 必须在排卵期施行。

1. 试验日期

排卵期，即正常月经周期第 12～14 天，宫颈黏液出现羊齿结晶之时。试验前宜禁性生活 5～7 天。

2. 标本采取

在性交后 2～8h，以 2.5h 最宜。分别用 1ml 注射器抽取阴道后穹窿、宫颈口精液，必要时亦可宫颈管深处或内口上方吸取分泌物，镜检。

3. 检查

将宫颈分泌物和阴道后穹窿分泌物，分别放在玻片上，不涂抹，加盖玻片，400 倍镜检，查精子数、活动度、白细胞数、凝集现象，必要时查精液 pH。

4. 结果判读及临床意义（表 2－7）

（1）PCT（+）：为正常，阴道内有活动精子，宫颈管内有定向运动的精子。宫颈内精子 >20 个/HPF，其中 >75% 是活动的，或宫颈内精子 >65 个/HPF，其中半数以上是活动的，也视为正常。

（2）PCT（±）：精子活动呆惰，转圈活动或摇摆不定表示精子活力不足（Oligoasthено Spermia）；精子数 <5 个/HPF，说明抗精抗体存在或宫颈黏液异常。

（3）PCT（－）：阴道内有精子而颈管无活动精子或无精子，表示宫颈黏液不宜于精子穿行。可能原因①非排卵期；②雌激素不足；③宫颈黏液不足；④有抗体存在。应反复试验。

此外，情绪紧张，阴道痉挛，性交痛或不良的性交方式也可出现 PCT（-）。

表 2-7 PCT 与精-黏接触试验结果表

结果	宫颈管中的精子	阴道后穹窿精子	意义
PCT（+）	（+）	（+）	一次试验： 1. 丈夫精液大致正常 2. 性交方式正常 3. 精-黏相容
PCT（±）	（-）	（+）	如体外精液常规正常： 1. 排卵期计算不准确 2. 宫颈黏液性状异常 3. 精-黏可能不相容 可能宫颈管粘连闭锁，子宫内膜异位症
PCT（±）	（-）	（+）	重复数次试验结果相同： 1. 疑为精子异常，精子活动力低弱，液化不良 2. 宫颈黏液不良，PH<7.0 3. 精-黏不相容
PCT（-）	（-）	（-）	重复数次试验结果相同： 1. 疑为精子性状异常，可能无精症，应复查精液常规（SFA） 2. 性交方式不当 3. 性交障碍

5. 精-黏接触试验（Sperm Cervical Mucous Contact Test，SCMCT）

可取 PCT（-）患者丈夫的精液与已知有生育能力的妇女之宫颈黏液相混，镜检精子有无制动或凝集。再取另一有生育力男子的精液与 PCT（-）患者排卵期宫颈黏液镜检，可发现抗精子抗体。

第八节 排卵预测

排卵预测是治疗不孕症的重要环节。排卵不仅受生殖轴分泌的调控，同时也受大脑皮层神经系统的影响；个体差异甚至同一患者各个月经周期变化并非恒定，需要同时应用多种方法预测排卵，以便及时应用药物或采取措施。

一、基础体温监测

基础体温双相表示有排卵。大多数排卵发生在基础体温上升的第一天。体温最低点即 E_2 峰之时，LH 峰在其后。一般促排卵 HCG 注射日在 E_2 峰出现、CMS≥8 分、LH 未早现时，注射 HCG 后 24～48h 排卵。

二、超声卵泡监测

排卵发生在卵泡成熟后 24h 左右，成熟卵泡的直径视促排卵药而异，一般为 16～20mm。判断卵泡成熟度必须是壁薄透声好，并向卵巢表面稍突出，有时可见雾状之卵丘附着在卵泡内壁。多数卵泡在排卵后原有的卵泡完全消失，但有的在 24h 再次 B 超可见皱缩壁薄的黄体。

三、宫颈黏液评分

排卵发生在 CMS≥10 分后 24h 内。由于雌激素增多，宫口扩张，由 1mm 增大至 3mm，黏液量多、稀薄、透明、拉丝长达阴道口，宫口呈瞳孔反应，黏液查羊齿结晶（+++），持续 24h 消失，宫口闭合，黏液变稠，羊齿结晶消失，于显微镜下有时可见椭圆形小体排列在涂片的边缘，示排卵完毕。

四、激素监测

排卵发生在 E_2 峰 24～48 小时、LH 峰 24 小时前后。

在卵泡晚期 E_2 峰先于 LH 峰出现，E_2 峰快速上升，峰值持续 10 数小时缓降，而 LH 峰在 E_2 峰出现后骤升骤降，排卵后保持卵泡早期水平。极少数 E_2 峰与 LH 峰同时出现。如 E_2 未达峰，而 LH 已上升 >10mIU/ml，即使注射 HCG 仍可能 LUFS。

五、经间痛

在排卵卵巢同侧的下腹部出现经间痛。下腹痛出现在排卵前 24 小时内，与 LH 峰值同一天出现。

第三章 促排卵药物的作用机制与应用

第一节 促排卵药物应用指征与禁忌证

一、药物促排卵周期应与自然周期相似

药物促排卵周期分潜伏期、活动期、排卵期、黄体期和月经期。

1. 潜伏期

在周期3～9天内，亦称无效应期，指应用有效剂量药物开始至测到卵巢反应为止。此期约有20～30个卵泡受促性腺激素（Gn）刺激而发育，但卵泡尚小（约0.5cm），无分泌功能，超声难测。如系闭经者此期更长。

监测项目：BBT，第3天（D3）查激素基值。超声查卵巢、卵泡及内膜。

2. 活动期

亦称优势期。为卵巢发生反应起至排卵前4～5天，出现卵泡群至优势化卵泡；卵泡直径迅速增大，雌激素水平很快上升。应用药物可能导致多个优势卵泡发育。此时的用药剂量、剂型至关重要。

监测项目：超声隔日至每日一次，查激素促卵泡素（FSH）、黄体生成素（LH）及雌二醇（E_2）值。

3. 排卵期

卵泡发育成熟，直径增大至17～18mm；E_2 达峰值可达300pg/ml或1000pg/ml，持续约2～3天；CMS≥8分；在24～48h后LH峰（LH≥40mIU/ml）出现，可能排卵。

当 E_2 达峰值、CMS≥8分而LH峰未出现之时可用HCG诱发排卵，称扳机（Trigger）作用，或称HCG注射日。须根据卵泡大小、数量、LH值及CMS酌情用药剂量。时机是关键，但须警惕卵巢过度刺激综合征（OHSS）。

4. 黄体期和月经期

与自然周期相同，如在黄体期P＞5ng/ml示已排卵，P＞15ng/ml为正

常，但需 B 超监测除外不破裂卵泡黄素化综合征（LUFS）。

二、药物促排卵的指征

按 WHO 规定，药物促排卵应用在以下 3 类情况中。

1. 下丘脑－垂体功能衰竭的替代疗法（HRT）

包括性腺功能低下之闭经，如席汉综合征（Sheehan's Syndrome）、空蝶鞍综合征（Empty Sella Syndrome），垂体术后或放化疗后。患者 FSH、LH、E_2 均低于正常值，PRL 正常；月经稀发、稀少、闭经，不排卵。

2. 下丘脑－垂体功能不全的刺激疗法（HST）

患者常为Ⅰ度闭经，无排卵、不孕，FSH、LH、PRL、E_2 可在正常范围。

如 FSH/LH＜1，可用 FSH（促卵泡素，商品名丽申宝）、HMG（尿促性素）、HCG（绒毛膜促性腺激素）；如 FSH/LH≥1，可用 CC/HCG。

3. 辅助生殖技术的促（超）排卵（COH）

目的为获取多个成熟卵泡，提高妊娠率，用于体外受精－胚胎移植（IVF－ET）、配子输卵管内移植（GIFT）、人工授精（AI）等技术实施时。亦有子宫内膜异位症用 GnRH－a 去势后再用促排卵而受孕者。

三、药物促排卵的禁忌证

1. 卵巢早衰（已无窦卵泡者），肿瘤等。
2. 子宫畸形、发育不良，宫腔粘连等。

第二节　促排卵药物类型及应用

一、一线促排卵药物

（一）克罗米酚（Clomiphene Cirate，CC，Clomid）

亦称氯菧酚胺、氯菧酚、氯米酚，商品名 Serophene，Dyneric 等。

1. 作用机制

克罗米酚并不直接刺激排卵，是通过引起一系列的激素变化而产生类似正常月经的生理变化。

CC 具有雌激素的激动剂与拮抗剂双重活性（即顺式与反式异构体），其促排卵作用完全取决于性腺轴反馈系统功能的健全与否。当内源性低雌激素水平时呈雌激素的激动作用，高雌激素水平时则呈拮抗作用。

CC 是从下丘脑－垂体－卵巢三个层面调节女性生殖内分泌功能（图 3－1）。①与下丘脑 GnRH 细胞的雌激素受体（ER）结合，抑制内源性雌激素对性中枢的负反馈，增强 GnRH 分泌。②提高垂体对 GnRH 的敏感性和反应性，增强 E_2 的正反馈作用，增加 FSH、LH 释放，诱发 LH 峰，促进排卵。③增强卵泡的发育和颗粒细胞对 Gn 的敏感性及芳香化酶的活性，促进性激素生成及优势卵泡形成。（图 3－1）

但是，CC 与宫颈雌激素受体（ER）结合后，宫颈黏液变稠，影响精子穿行。

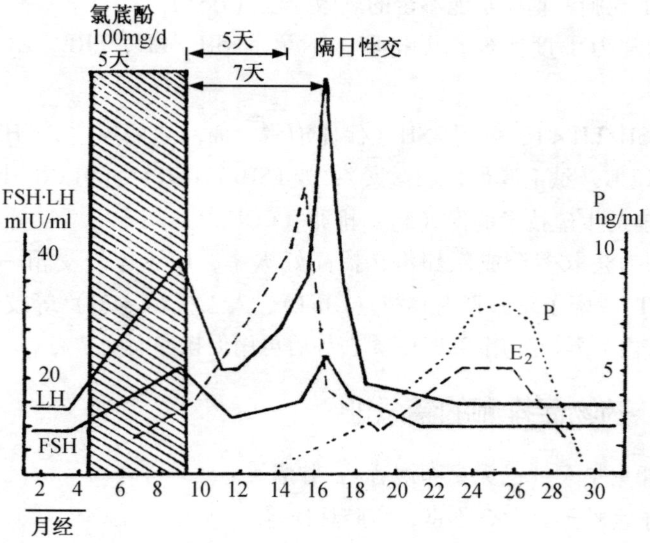

图 3－1　克罗米酚治疗后的激素变化

2. 克罗米酚应用方法

（1）正确选择指征，充分估计正负反馈功能。

（2）用药前测定激素基值，用药时必须与 BBT、超声卵监、CMS 并用。

（3）周期 D3～D5 开始，50mg/d×5d，若无优势卵泡成熟可逐月递增 50mg 直至 150mg/d，但剂量加大并不增加排卵率。最大剂量可至 200mg/d，用药时间 5～7d，停药 7d 内显效。卵泡增大至 18mm，此时及时应用 HCG 促排卵。6 个周期无排卵者为克罗米酚抵抗（CR）。

CC 的优点：简单、安全、方便、有效，排卵率较高（可达 80%）。

CC 的缺点：使宫颈黏液减少，影响精子穿行，受孕率变低；长期应用使卵泡期缩短；多胎率与流产率较自然妊娠者高，多数为双胎；流产率高达 20%～50%，但畸胎率与自然妊娠相近。

3. 制定治疗方案

要按激素基值制定以 CC 为主的不同方案：

（1）FSH < 3.7mIU/ml，LH < 1.9mIU/ml（为正常基值之低限），PRL 正常者，用 CC 后 Gn 上升很少，E_2 不升，CC 试验无反应，或反应不良，为负反馈功能衰竭或功能不良。处方：CC/HMG/HCG 方案。

（2）FSH > 3.7mIU/ml，LH > 1.9mIU/ml，PRL 正常，FSH/LH > 1 者，用 CC 后 FSH、LH 均上升，E_2 上升，卵泡发育，但不排卵，提示正反馈机制不良。处方：CC/HCG 方案。

（3）FSH > 3.7mIU/ml，LH > 1.9mIU/ml，FSH/LH < 1，PRL 正常，类似 PCO 之激素形态。①如 T 值正常，则正负反馈基本正常，CC 效果好。②如 T 高则可先用泼尼松（Prednisone），D1 开始用 5mg/d × 10d，CC 于 D3 或 D5 开始，50 ~ 100mg/d × 5d。或者可选用达因 -35。

（4）PRL 高但 FSH、LH 正常，排除垂体微腺瘤后，选用 CC + 溴隐亭（CB154）方案。

4. 克罗米酚禁忌证

（1）下丘脑 - 垂体功能低下，基值 E_2 < 30pg/ml，孕激素试验（ - ）者。

（2）卵巢病变：①卵巢功能衰竭（基值 FSH≥40mIU/ml，卵巢内无卵母细胞和始基卵泡者）。②卵巢发育不良。③反复卵巢囊肿形成。

（3）肝功不良。

5. 克罗米酚疗效预测

（1）排卵率

对多囊卵巢综合征（PCOS）、口服避孕药（OCP）引发的闭经及排卵稀发的疗效最佳，排卵率 70% ~ 80%；其次为闭经泌乳症，精神性厌食症。对垂体或卵巢功能不全疗效最差。

对有内源性雌激素者疗效最佳，排卵率可达 79.6%；内源性雌激素低落或缺乏者，排卵率 32.0% ~ 57.8%。对 FSH、LH 低落者的疗效不佳。

（2）受孕率

治疗 3 个月内受孕率达 31%，以后排卵率虽高但受孕率下降，增加剂量有 20% 能受孕。但剂量 > 100mg/d，受孕率也不再增加。

6. 应用克罗米酚失败

虽然正确合理地应用了 CC，但是因不能启动卵泡发育或卵泡发育后未排卵而闭锁，或卵泡发育但 LH 峰不能启动或缺如，或不成熟卵泡黄素化或不破裂卵泡黄素化占 30% 以上，都可致促排卵失败。

分析原因在于：①内源性雌激素低落，不能发挥 CC 的药物作用。②

FSH > 10mIU/ml，卵巢储备功能下降对 CC 无反应。③剂量不足，垂体 Gn 储备低或 GnRH 分泌受抑制。④LH 过早上升或 LH 峰值早现，卵泡分泌的雌激素已达到排卵前阈值。⑤CC 引起 Gn 分泌过多，或卵巢敏感性较高，或较早开始服药者，都足以造成 LUF 或 LUFS。⑥少数用 CC 后产生中枢性对 CC 不应答，正反馈缺陷干扰 LH 峰的发生，使排卵失败。

7. 并发症与不良反应

（1）克罗米芬抵抗（CR）

经过 5 ~ 6 个周期治疗无排卵者为 CR。与卵泡期 LH 升高，LH 峰时间异常，多囊卵巢综合征（PCOS），高雄激素血症（HAE），胰岛素抵抗（IR），高泌乳素血症（HPRLE），子宫内膜异位症及盆腔炎症相关。应改用其他促排卵治疗，并针对病因治疗，如内源性高 LH、高雄激素血症应抗雄和用泼尼松（Prednisone）、地塞米松（Dexa）或用 GnRH – a 对垂体脱敏抑制 LH，保护生理性反馈机制。

（2）低雌激素反应

与 CC 剂量有关，CC > 100mg 时不良反应明显，剂量过高、应用时间长，卵巢过度刺激征（OHSS）的发生率为 1% ~ 5%，宫颈黏液功能不全发生率为 15% ~ 50%。

（3）黄体功能不全（LPD）

发生率 15% ~ 30%。如果单一 CC 方案，黄体期血 P < 15ng/ml；或 CC/HCG 方案，黄体期血 P < 20ng/ml，均应辅以孕激素制剂。

不良反应主要有血管舒缩证候群，如头痛、潮红，停药 4 ~ 5 天即消失；肠蠕动增加，腹痛及恶心呕吐（2% ~ 5%）；乳房不适；视觉障碍；抑郁，脱发，以上症状停药后即消失。大剂量应用者，可能导致卵巢肿大、囊肿形成。

附 检测性腺轴正、负反馈的三种试验

1. 克罗米酚刺激试验（Clomiphene Test）（表 3 – 1）

表 3 – 1 克罗米酚刺激试验

月经周期/天	5	6	7	8	9	12	16	19	22 ~ 24
采血测 FSH、LH	↓				↓				
采血测孕酮									↓↓↓
留尿测雌激素						↓	↓	↓	

注：“↓”表示留标本进行测定日期

D3 测激素基值，D5 克罗米酚 100mg/d，qd，后测血 FSH、LH，每 15min 一次，连测 3 次，如果均数比服药前的基值高 2 倍以上，示负反馈中枢健全。D12、D16、D19 测 E_2、LH，D22、D23、D24 各测 P 值，结果如下：

（1）无反应：E、P 不升，BBT 单相，示负反馈功能衰竭。

（2）反应不足：雌激素上升高于基值，P 不升，BBT 单相，示负反馈功能不良。

（3）无排卵：E_2 达峰值但 P 不升，BBT 单相，示负反馈正常而正反馈功能不良。

（4）排卵反应：E_2 达峰值，于 D22 P > 24nmol/L 或 8ng/ml，BBT 双相，示正负反馈正常。

2. 雌激素激发试验（Ostrogen Provocation Test）

D3 测激素基值，D4 苯甲酸雌二醇 2.5mg 肌注。然后在 48 ~ 96h 内查血 LH、FSH。即用雌激素造成排卵前峰值，如能出现 LH 峰表示可排卵，示正负反馈功能健全（图 3 - 2）。

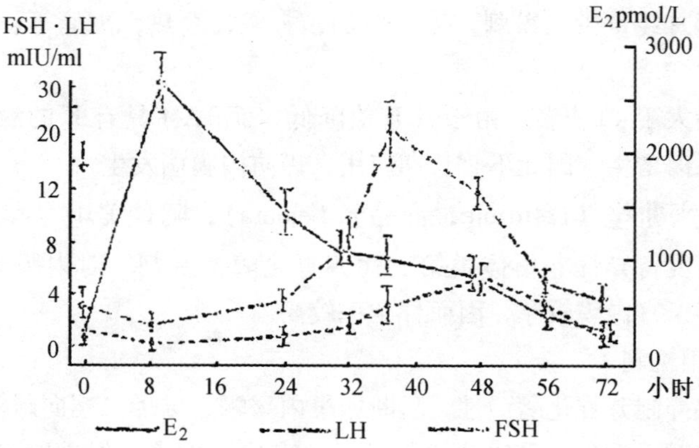

图 3 - 2 雌激素激发试验

如患有高雄激素血症（HAE），LH 过高，高催乳素血症（HPRLE）和精神性厌食症则该试验均（ - ），用 CC 无效。

3. 雌激素加强 GnRH 反应试验（Ostrogen Amplification of GnRH Response）

给闭经患者 GnRH 100μg，静脉注射后立即查 LH、FSH。于 4h 后再肌注苯甲酸雌二醇 2.5mg 后 44h 再注射 GnRH 100 μg，测 LH、FSH，如出现 LH 加强反应时，应用 CC 才能促发排卵。

（二）他莫昔酚（Tamoxifen，TAM）

亦称三苯氧胺（Nolvaden）

1. 作用机制

化学结构与氯米酚相似，有较强的抗雌激素作用。可直接作用于垂体及卵泡，诱发排卵。但对内膜及宫颈黏液的影响较小，有利于精子的通行，增加受孕机会。较接近正常自然周期。用于对 Clomiphene 反应不良者。

2. 药代动力学

口服后迅速被吸收，于 4～7h 血浓度达峰值，半衰期 7d。如连续给药 7d 后血浓度稳定在高水平，可延迟排卵或妨碍受精卵着床，故不宜多用、久用。

3. 用法及用量

D5 TAM 10mg Bid ×5d，促排卵率可达 50%～80%。

用于黄体功能不良患者可增加血 P 值，月经中期 E_2 值增加 1 倍，子宫内膜糖原成分也增加。

4. 副作用

可引起月经量少，粉刺，体重增加，头晕，潮热，头痛等。停药后恢复正常。

对年龄大于 40 岁者，由于其 E 值降低，而 TAM 具有 E 的激动剂作用可致内膜息肉增生，因此不宜长期应用，谨防内膜癌发生。

（三）来曲唑（Letrozole，**商品名** Femera），**阿他美坦**（Atmestame）

属于高度特异性非甾体类第三代芳香化酶抑制剂。对内膜影响较小，在用药周期子宫内膜较厚，因而怀孕率较高。

1. 作用机制

可逆性抑制芳香化酶活性，阻断卵巢内睾酮、雄烯二酮向雌激素转化；抑制雌激素对下丘脑－垂体轴的负反馈，使 FSH 增多，促进卵泡生长；促使颗粒细胞和卵泡膜细胞增生，刺激小卵泡生长。半衰期约 45h，在卵泡晚期不占据下丘脑－垂体的 ER，故不影响 CMS。

2. 用法及用量

周期第 3～10d 给药，剂量 2.5mg；每日 1 次。

不能与皮质激素同时使用，E_2 过低者不宜。

来曲唑与其他一线排卵药比较，各有优点，互相补充（表 3－1）。

表3-1　一线促排卵药物的作用机制与优缺点

促排卵药	作用机制	主要指征	用法注意	优点	缺点
克罗米酚（Clomiphene）（CC）	作用于性腺轴三个方面竞争ER，主要在下丘脑的ER产生负反馈，低剂量GnRH使垂体产生FSH刺激卵巢产生E，卵泡增大诱导LH峰而排卵	PCOS，无排卵者，E_2偏高者、LPD	D5 50～150mg/d×5d，剂量以150mg为限，6个疗程为止。如仍无排卵为CR	简单、安全、可靠、方便、排卵率高	内膜薄、E水平低、CM少、LUFS，不宜长期过多使用
他莫昔酚（Tamoxifen）	类似CC有较强的抗E作用，可直接作用于垂体和卵泡	可用于LPD，增加血P值	D3～5 10～20mg Bid×5d	对内膜和CM影响较小，较接近正常周期	有E刺激剂作用。年龄>40岁者，E水平较低不宜使用过多，有致内膜增生息肉的可能
来曲唑（Letrozole）（LE）	是高度特异性非甾体类第三代芳香化酶抑制剂，促排卵的作用机制： 1. 可逆性抑制芳香化酶活性，阻断卵巢内A_2和T向雌激素转化 2. 抑制雌激素对下丘脑-垂体轴的负反馈，使FSH增多，促进卵泡生长 3. 促使颗粒细胞和卵泡膜细胞增生刺激小卵泡生长 4. 半衰期约45小时，在卵泡晚期不占据下丘脑-垂体的ER，故不影响CMS	用于E_2偏高者，内膜薄者，PCOS，克罗米酚抵抗者	2.5～5mg/d×5～7d	半衰期45小时，排卵时LE血中水平很低，D15～56胚胎期已完全净出，对胚胎无不良影响	不能同时使用皮质激素，E_2过低者不宜

（四）溴隐亭（Bromocriptine，BC 或 CB154）

商品名为排卵得（Parlodel），属于麦角胺类衍生物，是半合成的麦角生物碱。美国食品和药品监督管理局（FDA）曾评价此药物为“有重大突破的少数药物之一”。我国于 1989 年召开了第一届溴隐亭的研讨会，是我国在生殖内分泌学史上新的里程碑。

1．作用机制

溴隐亭是多巴胺激动剂（Dopamine Agonist），可直接作用于垂体催乳细胞，抑制 PRL 的分泌。也可通过与下丘脑的多巴胺受体结合而增加催乳素抑制因子（PIF）的分泌，PIF 经门脉系统作用于垂体前叶催乳细胞，阻止 PRL 的释放，继而抑制 PRL 的合成并促进其降解。约70% ~90% 患者用药 6 ~8 周内恢复排卵、月经或抑制泌乳。但停药后迅速复发。

因此当确认妊娠后应立即停药，停药后 PRL 升高不影响妊娠过程。

2．药代动力学

溴隐亭属环状肽类多巴胺，口服时 40% ~90% 在胃肠道吸收，仅3% ~4% 在血浆达峰值，半衰期 4 ~8h，一次服用 5mg 至少可在 5d 内于组织中能测出。其抑制催乳素作用可达 20 ~30h，提示有延长的“生物活性”半衰期。CB154 不亲水，在脑中浓度明显高于血清。在肝脏中可代谢成 30 种产物，90% 代谢产物自粪便中排出，10% 由尿排出。

3．使用指征

无排卵性月经失调、不孕症伴高泌乳素血症（在女性内分泌性不孕中占 20%）、PCOS、垂体微腺瘤、垂体肥大或垂体瘤术后 PRL 仍高者或伴泌乳者、PRL≥30ng/ml（或 3 次血 PRL≥800mIU/L）。

4．用法及用量

制剂：口服型，2. 5mg/片；新型长效注射剂，Parlodel - LAR，每月一次肌肉注射，用于口服反应重者。

无排卵不孕症：CB154 1. 25mg Bid ×7d，一周后 2. 5mg Bid，直至 PRL 下降或排卵征出现。

有排卵或月经正常者：月经周期 D5 CB154 1. 25mg Bid；D6 ~ D10，2. 5mg Bid 至 BBT 上升 3 天，停药。此为一疗程。

垂体微腺瘤者：CB154 2. 5mg q. d. ，D7 ~ D14 无不良反应者 5. 0 ~7. 5mg q. d. ，偶可至10 ~15mg/d，治疗 3 ~6 月甚至更长。

5．疗效

（1）用药两周溢乳减少，2 月消退者达 90% 以上。

（2）PRL 于 2 ~4 周下降至正常者达 84% 。

（3）用药2月后的排卵率可达73%～82%。

（4）受孕率（包括多胎）可达70%，与剂量正相关。

6. 副作用

（1）头痛、眩晕、恶心、疲乏、腹痛、腹泻、体位性低血压，于用药初1周内出现，随后消失。

（2）有致畸可能，因此治疗不孕症仅用于排卵前。

（3）约5%的患者受孕后有头痛、偏盲、视力障碍、颅脑神经麻痹等症状，可视为妊娠期垂体瘤并发症。应在孕3个月时开始视野检查，每月1次。有报道用大量地塞米松改善症状，一般视觉障碍在产后数天即自然消失。

附 其他两种常用麦角胺类药物

1. 利沙利特（Lisuride）

是5－羟色胺（5－HT）拮抗剂，可降低PRL水平，常用量50～200mg Bid，尤适用于LPD。

2. 美多高林（Metergoline）

常用量：4～12mg/d。

以上三种麦角衍生物中以CB154的排卵率和妊娠率最高，受孕率可达38%，美多高林次之，利沙利特最低。

（五）糖皮质激素（Glucocorticoids）

由肾上腺皮质中的束状带细胞合成和分泌。内源性激素有氢化可的松（Hydrocortisone）、皮质酮（Corticosterone）和皮质素（Cortisone）等。口服常用泼尼松（Prednisone）、泼尼松龙（Prednisolone）、地塞米松（Dexamethasone）。糖皮质激素类药物口服后吸收快而完全，作用维持12h。

可的松和泼尼松在体内分别转化为氢化可的松及泼尼松龙后才起作用。主要由肾排泄，严重肝病者不宜使用。糖皮质激素的作用广泛，可用于抗炎、免疫抑制、抗毒素与抗休克等，但用药宜慎重，不宜长期大量用药，停药需逐渐减量不宜骤减。孕期过多使用有致畸可能。妇科不孕症中主要用于小剂量替代治疗，但对于因自体免疫造成的不良产史者可用大剂量。

糖皮质激素可抗高雄激素、抑制肾上腺素，因此在促排卵治疗中常应用于以下疾病中：

（1）多囊卵巢综合征引发的高雄激素血症。因雄激素拮抗雌激素作用，抑制排卵，增加卵泡闭锁导致黄体功能不良，所以可用泼尼松抗高雄激素，以诱发排卵。

（2）促排卵治疗中疗效不显著，排卵不良，睾酮增高或受孕率低、流产者。

（3）因情绪焦躁不安，紧张状态持续导致卵泡囊性变化者，地塞米松试验阳性指征者，卵泡早期应用。

注意：有感染炎症存在时必须同时加用抗生素以免炎症扩散。

二、促性腺激素（Gonadotropine，Gn）

Gn是在下丘脑分泌的GnRH作用下由垂体前叶分泌的激素，即卵泡刺激素（FSH）和黄体生成素（LH）。Gn促进卵巢内卵泡的生长、发育、成熟、排卵与性激素的分泌。孕期胎盘合体滋养细胞分泌的人绒毛膜促性腺激素（HCG）生化生理功能与LH相似。临床常用的Gn制剂见表3－2。

表3－2　Gn的制剂

制剂	商品名称	所含单位量（/支）
纯化FSH（uFSH）	Metrodin，Normegon，Orgafol	含FSH75U，LH<1U
高度纯化FSH	Metrodin HP，Fertinex	含FSH75U，LH<0.0006U
基因重组FSH（rFSH）	Puregon，Gonal－F（果纳芬）	含FSH5.5μg或75IU
人绝经期促性腺激素（HMG）	Pergonal，Humegon，Menogon，Repronex	含FSH，LH各75U
人绒毛膜促性腺激素（HCG）	Pregnyl，Profasi，Apl，Prolun，Autuitrin，Chorigon，Gonadex，Chorex，Cystover，Koorgen，Follutein，Harvatrogin	1000U，2000U，5000U
基因重组（hcG）	Ovidrel	
基因重组LH（rLH）	Lhadi	

（一）纯化或高度纯化FSH（uFSH）

1．适应证

用于促进多个卵泡发育。下丘脑－垂体功能障碍，包括PCOS；输卵管堵塞，原因不明的不孕不育及IVF。

2．用法用量：个体化掌握。

3．禁忌证

（1）除外PCOS的卵巢增大及囊肿，原因不明的子宫出血，肿瘤及性器官畸形。

（2）原发性卵巢功能衰竭。

4．注意：严密监测激素反应，卵巢及卵泡之大小、数目，警惕 OHSS。

（二）基因重组 FSH（rFSH）

Gonal－F（果纳芬）于 1988 年在中国成功表达于金黄地鼠的卵巢细胞株，于 1992 年首次治疗不孕症，成功分娩双胞胎。

1．适应证

同 uFSH。症状表现为月经稀发，或闭经，不排卵（包括 PCOS）及 COH。

2．用法用量

单用 FSH 不用 LH，卵泡虽可发育，但因 E_2 浓度低，排卵率低，故多选择先用 FSH 多支后加 HMG，但要防止 LH 过早升高，而使卵泡发育不协调影响卵子和胚胎的质量。

（1）闭经者先作孕酮撤退试验，如阳性可于 D2 开始用药，如阴性可立即用药，当 7～14 天仍未达标者可增加剂量，每日增加 75U，最大剂量不超过 225U。反应不佳者取消此疗程。反应过度者停用此疗程，不用 HCG。

（2）IVF 或其他辅助生殖技术常在 GnRH 使用 1～2 周后给予本药。

（3）常用剂量为 D2～D3 开始，递增法或递减法，剂量为 37.5U～150U，根据反应调节用量（表 3－3）。

（4）常见治疗方案：FSH/HMG/HCG，GnRH/FSH 和/或 HMG/HCG。

3．禁忌证

妊娠，PCOS 的卵巢增大，卵巢囊肿，月经紊乱，性腺癌或乳腺癌，下丘脑垂体肿大及对本品过敏者。

4．注意

（1）不良反应：腹痛、恶心、呕吐、体重增加。

（2）有卵巢病史者可能引发宫外孕。

表3-3 Gn（U-FSH，LH）的作用指征及使用方法

U-FSH（丽申宝）或Gonald-F（果纳芬或r-FSH）	主要特征	剂型剂量及使用方法
1. 主要促进次级窦前卵泡发育 2. 促进颗粒细胞分裂 3. 诱导芳香化酶产生及排卵前颗粒细胞内的LH-R产生 4. 使卵泡增大卵泡液增多，形成E_2排卵峰 5. 使卵泡细胞膜分化，启动卵泡的募集-筛选及优化 6. 早卵泡期使用FSH不增加优势卵泡的数量 7. 晚卵泡期使用则小卵泡数量增多 8. 常用剂量 FSH 75U/支 Gonal-F 75U，37.5U/支（rFSH）	PCOS、LH高者、低性腺功能症 原因不明性不孕 输卵管阻塞性不孕为IVF获取多个卵泡用 禁忌证： 原发性卵巢功能衰竭 卵巢囊肿、卵巢增大 原因不明性子宫出血 性器官畸形 肿瘤	FSH的阈值各异 用药有两种方法： 1. 递增法（Step-up）是找阈值的过程 （1）传统递增法：75～150U/d×5d，无反应每5天加75U/d×5～7d，二次递增无效取消 （2）低剂量递增法：75U/d×5～7d→115U/d×5～7d→150U/d×5～7d至发育成熟。 （3）持续低剂量递增法：37.5U/d或75U/d×14d无反应则每天加37.5U直至成熟，最高不超过225U，直至卵泡成熟，注射HCG。 2. 递减法（Step-down） 模拟卵泡从窦前发育到窦卵泡FSH达阈值后卵泡开始发育生长而FSH开始下降的生理变化。 D3～5开始150U/d×5d，如FD≥10mm则减量至115U/d×3～5d，如增长则维持量至成熟。晚卵泡期适当加LH（HCG），如减到50U/d×5d仍不增长则每天加75.5U/d×10d仍不增长则停。 优点：OHSS发生率低 缺点：时间长，Step-up不适合高龄肥胖及LH高者
rLH（重组促黄体生成素） 激发卵泡的减数分裂使其成熟 激发卵泡分泌前列腺素使成熟卵泡破裂而排卵 使卵泡膜细胞增生产雄激素并芳香酶作用转化成E_2，造成E_2的二次峰 黄体形成及功能维持 常用制剂：HCG 1000，2000，5000U/支 目的：造成LH峰促使成熟卵泡排卵起板机作用。尚可增强黄体功能有助于受孕，亦用于先兆流产之保胎。		剂量用法：HCG注射日 个体化 FD：自然周期18～25mm时，用量10000U一次注射 CC或Tamoxifen周期18～20mm注射一次10000U HMG、FSH/周期：16mm GnRH-a/FSH HMG方案：16mm

（三）人绝经期促性腺激素（HMG）

HMG是从妇女绝经后的尿液中提取的Gn。自1961年Borth首次用于刺激卵巢以来，至今仍为最常用而有效的促排卵药。1支HMG含FSH及LH各75U，能刺激卵泡发育，但因FSH/LH值与生理所需不一致，不能触发排卵，故常与HCG序贯法以促排卵（表3－4）。

表3－4　正常生理性FSH/LH值与HMG对照

HMG		卵泡早期	卵泡晚期
FSH/LH值	正常周期	1.36	0.69
	1支HMG	1	1
药物半衰期	FSH	3.9h	7.04h
	LH	21min	3.9h

1．适应证

下丘脑垂体功能低下导致的促性腺激素与雌激素低下的无排卵或排卵障碍者。对PCOS的排卵障碍者可诱导排卵，但也可能使已发育的卵泡停滞或引发多卵泡生长，甚至发生OHSS。

2．用法用量

若患者年轻、卵泡数较多，且卵泡>8mm者以D8开始为宜；若患者年高、卵泡数较少，卵泡<7mm者以D5开始为宜，卵泡<7mm者先用FSH后用HMG。

根据Gn测定及超声监测卵泡增长情况，随时调整用量，开始剂量75～150U，最多不超过300U。每日一次或隔日一次，原则上以控制在最小有效量为宜。必须因人、因时而异。

3．禁忌证

对卵巢功能衰退，高Gn性闭经者不宜应用。

4．注意

（1）疗效

与HMG的用量、用法有关，据报道隔日注射的排卵率低于连日注射。而受孕率则隔日注射高于连日注射。

疗效对年龄有依赖性。妇女育龄高峰在27岁，此后卵巢皮质变薄，卵泡数目减少，对Gn感应性降低。而且高龄妇女的黄体功能差，受孕后亦易发生流产且不易觉察（隐性或生化流产）。据报道用HMG方案的排卵率在小于35岁者为83%以上，超过35岁者为75.92%。受孕率<35岁者为52.6%，>35岁为25%。

OHSS与多胎率与年龄及注射方法无相关性，多胎率达12%～30%。

（2）并发症

① 因HMG所含FSH与LH的半衰期与生理状况不同，FSH易蓄积多量而致大量卵泡发育及E_2过多，诱发OHSS或卵巢囊肿。

② 在晚卵泡期，由于HMG的应用，其所含有的LH剂量与生理所需不一致，可能使发育增大的卵泡过早地完成了HMG第一次减数分裂，造成不破裂卵泡黄素化（LUFS）。

（四）人绒毛膜促性腺激素（HCG）

绒促性素（Human Choronic Gonadotropine，HCG）是胎盘滋养层细胞分泌的一种促性腺激素，存在于孕妇的尿液与血液中，在妊娠早期迅速分泌，于妊娠6～8周分泌量达高峰。临床应用的HCG是从孕妇尿液中提取的，供肌肉或皮下注射；单次应用后约20h达峰值，36h发生排卵。半衰期30～33h，不会发生药物蓄积。现有基因重组绒促性素（rHCG）；但制备困难，价格昂贵。

1. 适应证

（1）女性排卵障碍性不孕症

HCG与垂体分泌的黄体生成素（LH）作用相似，能刺激性腺活动，维持和促进黄体功能，使黄体生成孕激素。与氯米酚或尿促性素（HMG）配合使用可促进卵泡发育、成熟。在卵泡成熟时注射HCG模拟LH峰起扳机作用（Trigger action），诱发排卵；防止黄体功能不良和流产。

（2）下丘脑垂体功能低下，低促性腺性闭经不孕症

患者促性腺激素（FSH、LH）基值低下，尤以黄体生成素（LH）明显低落。卵泡不发育，无排卵，月经稀发或闭经，不孕。用HCG代替垂体分泌的LH，促使卵泡发育，月经复潮，卵巢不致萎缩。与氯米酚配合可在停用氯米酚的第7天（即月经周期第10～12天）开始注射HCG，一次5000U，直至卵泡成熟，视患者血LH浓度酌情用量，以达到相当于排卵的LH峰值为目的。

（3）黄体功能不全（LPD）

自排卵之日开始每日或隔日注射HCG1500～2000U，直至妊娠7～10周。

（4）先兆流产或复发性流产

每日注射HCG3000～5000U，至妊娠8～10周。

（5）子宫功能性出血

每日注射HCG300～1500U，共3～5天。

（6）男性非梗塞性隐睾症，用于检测睾丸间质细胞功能。

2．用法用量

由于卵泡成熟至排卵的过程短暂，卵细胞的质量和受孕率及流产率密切相关，故选择最佳的诱发排卵时机是关键。注射过早将致卵泡过早黄素化，剂量不足可造成 LPD，故在注射前掌握指征和时机才能达到排卵目的。

（1）当卵泡直径达 15mm 时为排卵下限值，自然周期卵泡直径≥18mm 为成熟，促排卵周期卵泡直径 > 16mm 为成熟。

（2）CMS≥8 分。

（3）血 E_2 > 182pg/ml。

（4）LH 峰未出现。

（5）阴道涂片嗜伊红细胞指数（EI） > 47%。

多数报道一次性注射 HCG10000U 为宜。因 HCG 半衰期为 30h，无需连日注射，再次给药在 48h 后，一个周期总量不超过 30000U。有认为大于 25000U 者可能造成未成熟卵泡增大、排卵或引起卵巢过度刺激综合征；低于 3000 ~ 5000U，则 LPD 达 80%。两次注射仍无排卵者不再注射。

3．注意

（1）疗效

据报道，用过 HCG 者排卵率为 87%，未用者排卵率 30%。

（2）副作用

HCG 是引发卵巢过度刺激综合征的决定因素。因此在促排卵过程中要密切监测卵泡数目、大小，掌握注射时机和剂量，避免或减轻过度刺激的发生。在晚卵泡期尚需监测 E_2、LH 和 P 以决定 HCG 的用否和剂量。当 E_2 < 1000pg/ml 时，卵巢过度刺激综合征发生率为 20%，而 E_2 > 3000pg/ml 时过度刺激综合征发生率高达 100%。

三、促性腺激素释放激素（GnRH）

GnRH 是下丘脑分泌的多肽激素，促进垂体的前叶分泌促性腺激素（Gn），即 FSH 和 LH。天然的 GnRH 即促黄体激素释放激素（LHRH），是 10 肽。自 1973 年以来，已人工合成多种 GnRH，包括类似物（agonists）及拮抗剂（antagonist），其中 GnRH－a 是一类 GnRH 激动剂，是 9 肽，比天然的 GnRH 活性更强，作用时间更长。

（一）GnRH 人工制剂种类

1．GnRH 类似物

戈那瑞林（Gonadorelin），按天然 LHRH 的化学结构人工合成的 10 肽激素。25μg/支、100μg/支，注射用。

2. GnRH 激动剂：人工合成的 9 肽激素

（1）GnRH－a 种类

①布舍瑞林（Buserelin），75～100μg/支，皮下肌注或喷鼻用。

②戈舍瑞林（Goserelin）（诺雷德 Zoladex），3.6mg/支，皮下注射或喷鼻用。

③亮丙瑞林（Leuprorelin）或醋酸亮丙瑞林（Enanrone，抑那通），3.75mg/支，5mg/支，注射用。

④色氨瑞林（Decapeptyl），长效剂或缓释达必佳（Decapeptyl retard），0.1 mg/支，3.75 mg/支，注射用。

⑤曲普瑞林（Triptorelin）或达菲林（Diphereli n），3.75 mg/支，0.25 mg/支，注射用。

⑥国产丙氨瑞林（或阿拉瑞林 Alarelin），75～150μg/支，肌注或静脉注射。

（2）GnRH－a 结构及强度（表 3－5）

表 3－5　GnRH－a 结构及强度

	结构		强度（与天然型比较）
	6 位	10 位	
布舍瑞林	D－Ser	乙酰胺	100
亮丙瑞林	D－Leu	乙酰胺	50～180
戈舍瑞林	D－Ser	Az－Gly－NH_2	100
丙氨瑞林	D－Ala		20

（3）GnRH－a 作用的优缺点

优点：活性强，作用时间长。①无过早 LH 高峰出现（表 3－6）。②卵泡发育同步，因此减少了 LUFS 的发生，提高了排卵率，同时避免子宫内膜过早的植入而有利于胚泡的着床。

表 3－6　治疗方案比较表

治疗方案	GnRH /HMG/HCG	CC/HMG/HCG	自然周期
血 LH	明显低落，LH3.8U/L	7.4U/L	6.4U/L

缺点：①开始应用阶段对 FSH、LH 有刺激作用，必须按脉冲式节律掌握用药时间与用量，才能达到良好疗效。②使用时间较长时，会增加促排卵药（Gn）的用量，增加药费。③能渗入卵泡液中影响颗粒细胞功能，体

外培养的颗粒细胞对 HCG 反应下降，从而垂体分泌 LH 减少，导致黄体溶解，P 值下降，月经提前来潮。因此，应用 GnRH - a 方案需给予 HCG 支持或补充孕酮。

3. GnRH 拮抗剂

是目前临床应用的新一代 GnRH 制剂，生物活性高而不良反应轻微，已大范围使用。

（1）西曲瑞林（Cetrorelin，Cetrorelix），短效型，0.25mg/支，1mg/支，注射用。

（2）刚尼瑞林（Ganirelin），短效型，1mg/支，注射用，3mg/d × 21d，或喷鼻。

（3）地肽瑞克（Detirelix），长效型，5 ~ 15mg/周，注射或喷鼻。

（4）Nal Glu，长效型，50 ~ 200μg/kg。

（二）GnRH 的作用机制

GnRH - a 的释放使下丘脑自身受体自我激发，在生理性节律时刺激垂体前叶分泌 Gn（FSH 和 LH，以 FSH 为主）。Gn 使卵巢的卵泡发育成熟，分泌性激素（雌、孕激素），呈现升调作用。如果 GnRH 释放过慢、过快或持续，致 GnRH 量减少，则使垂体前叶分泌 Gn 降低，从而引起无排卵或闭经，呈现降调作用。

GnRH 的生理性脉冲间期为 90 ~ 120min，如脉冲间期在 1 ~ 3h 则 FSH 上升，LH 下降。如脉冲间期为 12 分钟，则 FSH、LH 均下降到极低水平；如连续大量使用，则 FSH、LH 均下降到难以测出的水平，这种现象称为双相反应。临床上利用脉冲式小剂量的 GnRH 可产生适量的 FSH、LH 的升调作用（Up regulation）治疗下丘脑性无排卵不孕症；利用大剂量或连续注射 GnRH 使 FSH、LH 下降的降调作用（Down regulation），治疗性激素依赖性疾病如子宫内膜异位症，子宫肌瘤，性早熟等。因此治疗目的不同，治疗方式各异。

（三）应用 GnRH 制剂的指征及治疗方案

1. GnRH - a 指征及治疗方案

（1）主要用于下丘脑 - 垂体 - 卵巢功能减退性闭经，无排卵不孕症及青春期发育迟缓。

下丘脑功能减退性闭经，无排卵不孕症表现为：激素基值 FSH、LH 在正常底限或低值；闭经或无排卵一年以上；孕酮试验（ - ）；第二性征如常或略低；Clomiphene 试验无反应；垂体兴奋试验（ + ）。

治疗：先用 OCP（包括克龄蒙、芬妈通等）人工周期使月经复潮，卵巢不致萎缩。后用 GnRH - a 短方案升调，HMG/HCG 使卵泡发育、成熟而排卵。

(2) 多囊卵巢综合征、反复出现 LUFS 或 LH 早现，辅助生殖技术等。

治疗：用 GnRH - a 长或短方案降调。U - FSH、HMG/HCG 使卵泡成熟，排卵而受孕。(见后述促排卵方案的应用)。

2. GnRH 拮抗剂 (Antagonists) 及应用

GnRH 拮抗剂是一组与 GnRH 受体竞争结合，抑制内源性 GnRH 活性，快速阻断 GnRH 作用，诱发低雌激素血症的药物。不影响下丘脑正常的 GnRH 合成，只是在靶组织 GnRH 受体水平拮抗 GnRH 作用。

(1) 适应证

主要用于 PCOS、HAE、HPRLE、HIE、IR、LUFS。

GnRH 没有 GnRH - a 的急性期效应，但降调和垂体脱敏快速，治疗周期短，功能恢复快，可显著减少 Gn 用量，降低多卵泡发育、OHSS 和多胎的发病率，现已成为治疗妇科内分泌和肿瘤的安全有效药物，其制剂中以新一代的西曲瑞林应用较多而普遍。

(2) 用药方法及方案

[方案一] CC/Cetrorelix + HMG/HCG

D3 Clomiphene 50mg/d ×5d，然后 D3 ~ D5 HMG 常规注射，D7 Cetrorelix lmg/d 直至 FD≥17mm。

注射 HCG 可完全抑制 LH 过早出峰。若 HMG 用量减少，时间可缩短。注射 Cetrorelix 数小时 LH、FSH 水平即可受到影响，而以 LH 更显著。特别是 PCOS 时可能重建一个正常的 LH/FSH。

[方案二] rFSH + Cetrorelix/HCG

D5 ~ D8 rFSH 100 ~ 150U/d + Cetrorelix 0.25mg/d，直至卵泡发育成熟达标。

注射 HCG，可限制优势卵泡数量，减少 Gn 用量，不需要辅助黄体功能，不影响 E_2 降低，0HSS 发生率低。西曲瑞林抑制 LH 的高脉冲频率降低其生物活性和免疫活性，缓慢降低 FSH，改善 LH/FSH 值。作用可维持 10 ~ 100h，降调无急性期效应。

[方案三] 在 GnRH - a + COH 方案中，于卵泡晚期一次性注射西曲瑞林 3mg 可预防早发性 LH 高峰，减少发育卵泡数，而不影响成熟卵泡及受精率和妊娠率。

由上可见，GnRH 拮抗剂可单次或多次注射，有效降低高胰岛素血症 (HIE)、OHSS 及 LUF 的发生率。治疗周期短，安全，简单，顺应性好，对性早熟、肿瘤均安全有效，其应用正日趋广泛。

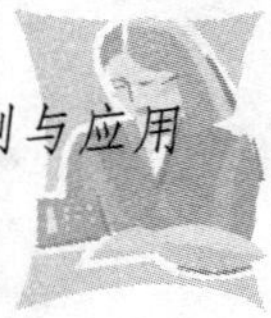

四、促排卵方案的应用

（一）一般性超促排卵方案（Superovulation）

1. 目的

为获取1～2个高质量的成熟卵子，而且能顺利排出。

2. 适应证

（1）无排卵或不规则排卵所致闭经、不规则月经、不孕及PCOS患者。

（2）原发性或继发性低性腺功能。

（3）原因不明确不孕症。

（4）年龄大于30岁，不孕超过一年以上之要求生育者。

3. 用药方法及方案

[方案一] Clomiphene/HCG

首选方案。50mg/d或100mg/d×5d，至卵泡18～20mm时，一次性注射HCG10000U。

此方案的优点是经济实用，排卵率高达80%。缺点是宫颈黏液减少，不利于精子穿行，故受孕率较低。可于D8～D10加用戊酸雌二醇0.5～1mg/d至确定受孕或经前停药。

[方案二] Tamoxifen/HCG

D3～D5 TAM 10mg Bid×5d，至卵泡成熟日注射HCG10000U。

适用于氯米酚抵抗或宫颈黏液不良者。其优点是不影响宫颈黏液，还可使子宫内膜增厚。但不宜超过3个周期使用，不宜应用于高龄患者。

[方案三] CC/HMG/HCG

最常用而且经久不衰的方案。D3～D5 CC 50～150mg/d ×5d，D6～D8 HMG 75～150U/d或qod直至卵泡成熟，FD≥16～18mm时注射HCG。

适用于低Gn者，HMG最多可一次225～300U。激素基础值LH＜FSH者，FD≥8mm时可开始使用。

FD≥16mm，CMS≥8分，E_2＞200pg/ml，LH＜10mIU/ml，P＜0.8ng/ml为HCG最佳注射日。

[方案四] CC/CB154/HCG

于D4～D5开始，CB154 1.25mg qd或Bid，直至排卵后确认受孕停药。

适用于PRL基值≥25ng/ml者。

[方案五] LE/HCG

D3～D5 Le 2.5mg qd或Bid×5d，至卵泡成熟注射HCG。

适用于D3血清T≥75ng/dl，PCOS之高雄激素血症，Clomiphene抵抗

（CR）者。

［方案六］ FSH/HMG/HCG

基础值 FSH/LH<1 者于卵泡早期或上周期之黄体晚期开始，当 FD<7mm 时，先用 FSH 递减或递增法找到卵泡 FSH 阈值，当 FD≥8mm 时可合用 HMG 至卵泡成熟日注射 HCG。当 FD≥14mm，数目≥4～5 个，E_2≥1600pg/ml，LH≥10mIU/ml 停用 HCG，以免发生 OHSS。

（二）控制性超促排卵方案（COH 或 COS）

1. 目的

（1）为获取多个优质卵泡以利孵育、种植或冻存之用。

（2）其他排卵方案应用中或原因不明性不孕中，累次出现 LUF，LUFS 者，为免 LH 早现或过早升高之用。

2. 指征

输卵管阻塞性不孕症需要 IVF－ET 者，子宫内膜异位症、腺肌瘤、子宫肌瘤等需生育者，其他为辅助生殖（ART）需要宫内人工授精（IUI）或输卵管内配子移植（GIFT），癌症于化疗前需保存生育力者。

3. 方案

［方案一］ GnRH－a/FSH/HCG

（1）短方案

D2 GnRH－a（达菲林或达必佳）0.05mg～0.1mg/d 至 FD＝8～10mm，D3～D6 FSH 或 HMG 75～225U/d 至卵泡成熟，FD≥16mm 时注射 HCG 促排卵，或穿刺取卵。

（2）长方案

自前一周期之黄体中期（D21～D26）开始，GnRH－a 0.1mg qd 或 qod 至卵泡成熟，FD>14mm 停药。D2 开始，FSH 和/或 HMG（视窦卵泡而定），至卵泡成熟日停用，并注射 HCG。

在卵泡早期如发现卵巢囊肿应先治疗囊肿，囊肿消失后开始该方案。

（3）超长方案

GnRH－a（抑那通 3.75mg 或诺雷德 3.6mg）皮下，一次/月（28 天），达去势水平后开始 FSH/HMG/HCG。

去势水平：E_2<30pg/ml，子宫内膜<5mm，LH<5mIU/ml。

适用于子宫内膜异位症、腺肌瘤、子宫肌瘤宫腔镜手术后，或手术后经 GnRH－a 2～6 疗程及反向添加治疗后需要生育者。

［方案二］ GnRH－ant 方案：rFSH/Ganirelin 或 Cetrolide/HCG

D2～D6 FSH>75～150U/d，根据卵泡发育增减 FSH 剂量。直至 FD≥

16mm，数量超过 3 个。D7 开始 Ganirelin 0.0625 ~ 2mg/d，至卵泡成熟。

如 LH < 10mIU/ml，E_2 > 300pg/ml 注射 HCG；如 LH > 10mIU/ml，E_2 > 1000pg/ml 停注 HCG。

[方案三] OCP + GnRH - a 重叠方案

适用于 PCOS，高雄激素症。

[方案四] OCP + GnRH - a 减量方案

适用于卵巢反应低者。

4. 注意

（1）无论何种方案，均应根据病情，结合卵监及激素测定，个体化选择用量与用法，警防 OHSS，降低周期失败率。

（2）同样的刺激方案在不同的患者中卵巢的反应是不同的。

①D2 ~ D3 的窦前卵泡数与发育卵泡数密切相关，基础卵泡小者易发生多卵泡，基础卵泡较大者发育卵泡数较少。

②D8 及注射 HCG 前的 E_2 值与卵泡发育数量正相关，数量多则产生的 E_2 水平也增高，与单个卵泡直径的大小无关。

③血 LH 基值大于 12mIU/ml 及 D8 LH 高者反应亦高，但受孕率明显降低。

④年龄对卵泡发育有重要影响，年轻者反应高，年龄大于 35 岁者血 FSH 增高，血 FSH 基值 > 12mIU/ml 者卵泡发育少。

（3）Gn 类药物的使用剂量应与生理自然周期相符合

FSH 或 rFSH 能刺激成群的不成熟卵泡连续生长，募集窦前卵泡与窦卵泡进行筛选和优化。因此，FSH 应在月经周期的前 7 天（即卵泡早期）开始使用，根据卵监随时增减直至卵泡成熟。原则上在卵泡早期多用 FSH，少用 HMG，而晚卵泡期 FSH 或减量或只用 HMG。否则 FSH 将刺激不成熟的卵泡持续生长形成排卵前的 E_2 高值，造成 OHSS。

第三节 促排卵治疗的辅助药物

一、重组人生长激素（rhGH）

重组人生长激素（Recombinant Human Somatropin，rhGH）与人生长激素（hGH）具有等同的作用。生长激素是由垂体前叶分泌的单一肽链蛋白质激素，能刺激机体各组织的发育，增加细胞的体积和数量，具有代谢、增殖和分化三种效应。主要通过 IGF - 1 等生长介质直接作用于靶细胞表面的生长激素受体（GH - R），刺激靶细胞的生长。

（一）对不孕症促排卵治疗的辅助作用

1. 对卵巢功能的作用

（1）加强卵巢芳香化酶的活性，使颗粒细胞增殖与分化；与 FSH 起协同作用，使 E_2 增加，促卵泡生长发育。

（2）增加或改善卵巢对 Gn 的敏感性，在 HMG 方案中改善其对治疗的反应，虽然不影响卵泡的募集，但可使卵泡的生长率和排卵率增加。

2. 对内膜的影响

可能是通过颗粒层细胞的分化、芳香化酶的作用，使 E_2 增多而促进内膜增生。

3. 在排卵中的作用

促进卵泡的成熟，提高受精率，不影响卵泡的募集和 Gn 的用量。特别适用于卵巢低反应，GH 缺乏的育龄期，而对绝经期和卵巢早衰者治疗欠佳。

4. GH 与 HCG 有协同作用，增加黄体细胞，产生孕酮。

（二）在辅助治疗中的注意事项

1. GH 浓度的峰值是伴随慢波睡眠而出现的，注射 GH 后 80% 被吸收，5.3 小时血药浓度达峰值，半衰期约 4 小时，故以夜间睡前注射为宜。

2. 腹部皮下注射的血清浓度大于其他部位注射的血清浓度。

3. 少数患者在治疗过程中可能发生甲状腺功能低下，应定期检查甲状腺功能，及时补充甲状腺素。

4. 与糖皮质激素合用，其促进生长的作用可被抑制。

5. 有时可导致过度胰岛素状态。应注意监测葡萄糖耐量减低，切忌长期过量应用。对 PCOS 慎用。

6. GH 用于卵巢早衰仅限于特纳综合征（Turner's Syndrome）并发卵巢早衰者有效。

7. 注射部位应常变动以防注射部位脂肪萎缩。

（三）在辅助治疗中的用法及用量

1. 2.5U/支或 4U/支，腹部皮下注射。

2. GnRH - a/GH、FSH 或 HMG/HCG 应用于 COS 方案。CC、GH/HMG/HCG 应用于一般促排卵方案。

3. 于卵泡早期开始，应用小剂量，可连日或隔日皮下注射至排卵日。小剂量副作用极轻微，避免了高血压、关节痛、内脏增大、高血糖及免疫反应等副作用。

二、二甲双胍（metformin）

为最常用的降血糖药，在不孕症中用于治疗 PCOS。能减轻胰岛素对 LH 的刺激而降低 LH/FSH 值，改善激素紊乱，促进卵泡的发育而排卵。

（一）对不孕症促排卵治疗的辅助作用

1. 单独应用可改善卵巢的功能恢复规律的月经周期和自发排卵。改善月经周期达 44% ~96%，恢复正常周期者的排卵率达 34% ~79%。

2. 二甲双胍与克罗米酚联合应用，是 PCOS 诱导排卵的首选，排卵率达 70% ~85%，受孕率 40% ~50%，对 CR 患者用后有排卵。

3. 不仅对 CR 有效而且对 HMG/HCG 治疗 PCOS 也是必要的。

（二）在辅助治疗中的用法及用量

1. 空腹血糖高的肥胖型 PCOS，用药 1500mg/d，12 个月后月经改善，高雄激素下降，性激素结合球蛋白（SHBG）上升，多毛及痤疮减少。

2. 非肥胖型 PCOS 用药 1500mg/d，6 个月后 BMI <30，雄激素和胰岛素均降至正常。不需要生育者，达英－35 加二甲双胍；需要生育者，CC 加二甲双胍或 CC/HMG/HCG 加二甲双胍。

3. 肥胖（BMI >27kg/m^2）且需生育者，前三个月二甲双胍 1000mg/d，后三个月 2000mg/d，可使体重下降，雄激素及胰岛素均降至正常，胰岛素抵抗（－），血脂下降。CC/FSH、HMG/HCG + 二甲双胍全疗程，确定妊娠后停用二甲双胍。

4. 有报道，在整个孕期服用二甲双胍 1500 ~2500mg/d，约 58% 正常活婴无出生缺陷，流产率约 10.5%，而未服药 PCOS 者流产率 25% ~75%。因此认为孕期服用二甲双胍是安全的，能降低流产率和孕期糖尿病的发生。

三、维生素 E（Vitamin E）

又称生育酚，属抗氧化剂，可保护细胞膜与细胞结构免受自由基损害，也可能为某些酶系统的辅酶因子，并可与饮食中的酶结合而保护红细胞及神经肌肉组织。

（一）对生殖功能的作用

1. 促进垂体腺分泌，增加卵巢功能，使卵泡数增多，黄体细胞增大并增强孕酮的作用。可改善 PCOS，IR 的糖代谢。

2. 促进精子生成和活动，有利于受精。

3. 可通过胎盘供给胎儿，但胎儿仅能获得母亲血液浓度的 20% ~30%，故对低体重儿可因储存少而至维生素 E 缺乏。

4. FDA 对维生素 E 的妊娠安全性分级为 A 级。

（二）药物的互相作用

1. 与维生素 A 合用可促进其吸收、利用和肝脏储存，并降低其毒性；但大量维生素 E 则减少维生素 A 的体内储存。

2. 与雌激素长期大量合用可诱发血栓性静脉炎。

3. PCOS 可加速维生素 E 的代谢造成维生素 E 缺乏。

（三）不良反应

1. 长期用药可导致高血压、荨麻疹、糖尿病及心绞痛加重，甚至免疫功能下降及乳腺癌。

2. 长期大量服用维生素 E（400～800mg/d），可致流感样综合征、月经过多、闭经、低血糖等。若超过 800mg/d，可影响甲状腺、垂体和肾上腺等的内分泌功能，导致性功能障碍，免疫功能异常，血小板聚集，血栓栓塞症等。

（四）生理需要量

成人男性 10mg/d，女性 8mg/d，孕妇 10mg/d，乳母 11～12mg/d。需要长期服用者一日剂量不宜超过 200mg。促排卵辅助用药一般每次 1～10mg，3 次/d，连用 10～20d。

三、糖皮质激素（Glucorticoids）

受下丘脑－垂体－肾上腺轴调控分泌。糖皮质激素的内源性激素有去氢氧化可的松、皮质素等，主要参与人体物质代谢，抗炎免疫抑制、抗毒素与抗休克。其人工制剂以泼尼松和地塞米松的作用为快而完全。泼尼松在体内转化为泼尼松龙，地塞米松转化为氟甲去氢氧化泼尼松而起作用。

（一）对不孕症促排卵治疗的辅助作用

糖皮质激素以小剂量短疗程用于促排卵方案的辅助作用；而以大剂量多疗程用于自身免疫型反复流产及卵巢早衰的治疗。

1. 泼尼松可抑制肾上腺素，减轻毛细血管痉挛，降低高雄激素，提高雌激素水平，使 LH 和 DHEA 明显下降，情绪稳定，有利于卵泡的发育和排卵。用于治疗 PCOS 的高 LH 和高雄激素血症。

2. 在促排卵疗程中，由于 FSH 的蓄积作用造成单纯性卵巢囊肿，泼尼松可改善月经周期，促使囊肿自然消退。

3. 可防止 LH 早现，改善排卵，减少 LUFS，提高受孕率。

4. 地塞米松主要用于 T＞75mIU/ml 时，以鉴别雄激素来源于卵巢还是肾上腺，也可与抗生素合用抗感染，促进粘连吸收，恢复输卵管的功能。

5. 较大剂量多疗程常用于治疗免疫型不孕、自身免疫型流产及卵巢早衰或卵巢不敏感综合征，泼尼松多与阿司匹林合用。

（二）在辅助治疗中的用法用量

泼尼松5～7.5mg/d×7～10d，在卵泡期用。

四、甲状腺素（Thyroxin）

甲状腺素对组织分化、生长、发育、生殖过程都有直接影响。

甲状腺和性腺都是下丘脑（H）－垂体（P）－甲状腺（T）和/或卵巢（O）反馈系统中的一个重要环节及组成部分；甲状腺功能必然影响性腺的功能，呈所谓“鸟枪作用”（Shot Gun Action），即任一种激素的过多过少或作用时间延长，不仅可抑制相应垂体的促性腺激素分泌，还能抑制垂体另一种激素的分泌，如甲状腺分泌不足，卵巢的雌激素减低，卵泡发育异常，月经紊乱，性功能抑制，致不孕，甚至性器官的萎缩。而原发性甲状腺功能低下患者的催乳素高、泌乳、月经不调，当给与甲状腺素替代，随即恢复正常。因而，甲状腺参与性功能的调节，直接影响雌激素的代谢，可发生在H－P－O与H－P－T两个轴的任何水平。

（一）甲状腺激素的分泌调控

主要受下丘脑－垂体－甲状腺轴的反馈性调节。当外周血中游离的甲状腺激素减少时，可反馈地促使下丘脑分泌甲状腺激素释放激素（TRH），TRH通过神经系统促进垂体前叶分泌促甲状腺激素（TSH）；TSH入血以后促甲状腺分泌甲状腺素（T_3，T_4）。当外周血中游离的T_3、T_4增多时，则反馈抑制TRH－TSH的释放，使甲状腺分泌的T_3、T_4减少，达到了动态的平衡。

（二）甲状腺激素对性腺轴的影响

1. 甲状腺激素直接影响雌激素的代谢

正常雌激素的代谢转化过程为：雌酮←雌二醇→雌三醇。甲状腺激素的量可干扰雌激素的代谢和转化过程，当甲状腺激素增多可加强雌酮向雌三醇转化，影响排卵和月经周期功能。

2. 甲状腺激素可影响垂体的促性腺激素（Gn）

甲状腺激素增多可抑制TSH的分泌，促进LH的分泌，甲状腺激素减少则降低垂体分泌FSH和LH。

甲状腺激素对垂体－性腺轴的影响可取决于甲状腺素的分泌量。适量甲状腺激素维持垂体和卵巢活力的平衡，协调排卵功能。小量甲状腺激素可刺激垂体Gn的释放和卵巢甾体激素（E、P、T）的分泌。甲状腺激素过量则可引起临床上卵巢功能的紊乱。

3. 甲状腺激素异常对生殖的影响

临床上甲状腺功能异常有甲状腺功能亢进（甲亢，Hyperthyroidism）和甲状腺功能减退（甲减或甲低，Hypothyroidism），均影响妇女生殖。（表3－6，表3－7）

（1）甲亢 是育龄妇女较常见的病症，其中最常见的是弥漫性毒性甲状腺肿（Graves 病），约占80%以上。

轻症者在甲状腺素稍多之初期，月经无改变；继则甾体激素的分泌和释放，使子宫内膜增厚过多，致月经频发，功血，痛经，经前期综合征。

重症者 TRH－TSH 和 GnRH－Gn 的分泌反馈功能抑制，性腺分泌受阻滞而内膜萎缩，月经稀发，闭经，不孕或反复流产。

诊断指标：FT_3、FT_4 增多，FSH 降低。

（2）甲减 是育龄妇女最常见的病症，大多数是缺碘所致，无明显症状则不引起重视。最重要的病因是慢性淋巴细胞性甲状腺炎即桥本病。由于 TSH 增多，致 FSH、LH 减少，雌激素增多而致子宫内膜增生，功血，月经不调而求治，或因 LH 低值无排卵，闭经不孕而求治。据统计未被诊断的亚临床甲减为4.3%，而未被诊断的明显甲减为0.3%。重症甲减全身黏液性水肿，闭经、子宫萎缩而无生育能力。

诊断指标：TSH > 4.98mIU/L，FT_3、FT_4 正常或三项均正常而 PRL 升高者可考虑甲功问题。

表3－6 甲亢与生殖

母体并发症	胎儿并发症
妊娠子痫	出生低体重儿
早产	围产死亡率增多
不孕	新生儿甲低（由于孕母过多的使用抗甲状腺药物）
	新生儿甲亢（由于母体的甲状腺刺激免疫球蛋白通过胎盘刺激胎儿甲状腺）

表3－7 甲减与生殖

母体并发症	胎儿并发症
月经紊乱，月经稀发，经血量少	低体重儿
排卵功能不良	围产期死亡率稍增
流产	先天性胎儿异常增多
妊娠高血压	智力发育问题
早产	

（三）甲状腺功能异常的治疗

1．甲减

甲减的补充剂有左甲状腺素钠片（$L-T_4$）及甲状腺素片（Thyroid Tab）

（1）用药前应明确诊断为甲减或亚临床甲减

TSH 正常值为 0.42～4.95mIU/L，TSH＞5mIU/L 为升高。TSH 增高，FT_4 降低确诊为甲减；TSH 升高，FT_4 正常为亚临床甲减。

抗甲状腺过氧化酶和抗甲状腺球蛋白升高，确诊为自身免疫性病因；TSH 正常或降低伴随 FT4 下降多为中枢性。

（2）确诊甲减的不孕症患者应在促排卵治疗的同时于未怀孕前调整 TSH，使 TSH＜2.5mIU/L。

（3）服药期间避免与铁剂、含离子的多种维生素、钙剂及豆类食品同时服用。

（4）亚临床甲减或血清 PRL＞25～30ng/ml 者，一般采用甲状腺片 20mg/d，月经周期 D15～D20 服药。以清晨顿服为宜。可提高排卵率与受孕率。

病例　卢某，29 岁，婚后未避孕三年不孕，月经量逐渐减少。曾在外地连续中、西医药治疗年余未孕，专程来京治疗。既往无特殊病史，丈夫无不良接触史。体检正常，妇科检查生殖器发育正常。TCT（－），输卵管超声下通液示输卵管通畅。月经第三天测激素 E_2 50pg/ml，P 0.5ng/ml，T 32ng/dl，PRL 24ng/ml，LH 5.8mIU/ml，FSH 8.62mIU/ml。用 CC/HMG/HCG 促排卵并指导性生活日期，排卵良好，连续三个周期未孕。复查激素基值 PRL 27～30ng/ml，甲功三项 TSH 4.86mIU/L，FT_3、FT_4 均正常。乃用 CC/CB154 方案加甲状腺素片 20mg/d，于第二个疗程中受孕，正常足月分娩一女婴。

2．甲亢

甲亢常用的药物有丙基硫氧嘧啶（PTU），甲基硫氧嘧啶（MTU）、甲硫咪唑（他巴唑）等。

一般主张应用 PTU 的同时不必补充甲状腺制剂。由于抗甲状腺药物皆通过胎盘影响胎儿，故用药剂型、剂量、应用时间均须在专科医生的指导下进行。

第四节　促排卵疗程期间常见并发症

在促排卵药物影响下，因卵泡发育的激素环境和自然周期不同，药物作用的剂量和生理所需不一致，常出现一些并发症。下面就介绍常见的七种并发症及处理措施。

一、黄体功能不良（LPD）

1. 发病原因

由于 H－P－O 轴反馈功能控制失调，激素紊乱，使卵泡发育与子宫内膜不同步，影响卵子质量，子宫内膜容受性限制及药物本身的溶黄体作用造成 LPD，受孕率低，流产率高。

2. 相关指标

黄体中期 P＜10ng/ml 或三次均数 P＜15ng/ml。

3. 处理

促排卵药物诱导排卵后的 3 天内，当 BBT 上升时，即可注射黄体酮，40～60mg/d。注射后 7～8d 如 BBT 体温未降，月经未来潮，查血 HCG 和 P。当 HCG＞5 时，尚需做 48h 倍增试验。证实受孕后继续注射黄体酮并酌情加用 HCG 2000U，肌注，隔日一次，至妊娠 8～10 周。黄体酮用量及注射疗程视病情而异。如第一次 HCG＜3 或倍增试验 HCG 下降则示未受精。

二、不成熟 LH 峰（Immature LH Surge）

1. 发病原因

LH 在正常卵泡期应保持稳定的低值，只在 E_2 峰时高浓度 E_2 进入血循环刺激 LH 上升达峰而排卵。在促排卵药物过早或过多使用时，雌激素分泌激增，使卵泡发育数增多，FSH 募集过多卵泡发育。而此时的卵泡尚处在相对幼稚阶段，与卵子成熟不一致的 E_2 作用于下丘脑，产生正反馈，诱发垂体 LH 提前启动。LH＞10mIU/ml 是峰的开始（即 Immature LH Surge），也即提前启动排卵机制，此时的卵子在没有成熟的情况下恢复减数分裂，而卵泡颗粒细胞和卵膜内膜细胞却发育不良，卵子不能排出而致卵泡早闭，造成不成熟卵泡黄素化黄体功能不良。

2. 相关指标

在排卵前期 E_2 上升未达峰或已达峰；LH＞10mIU/ml；FD14～16mm 的多个，或 FD＜10mm 的卵泡多个，停止增长，而且日渐缩小至消失；P 上升，为5~10ng/ml；BBT不典型双相。

3. 处理

（1）调整促排卵方案的剂型，剂量，PCOS多卵泡者延后给排卵药，根据窦卵泡的数量和大小酌情用FSH或HMG。

（2）排卵前期若LH＞10mIU/ml取消该周期。

（3）明确诊断为LH早现者，可考虑小剂量GnRH－a长方案，以终止下周期的LH过早出现。

三、不破裂卵泡黄素化（LUFS）

1. 发病原因

由于H－P－O轴功能失控，或HMG用量不当，FSH/LH值不称，LH峰早现或与E_2峰同现。

2. 相关指标

LH/FSH ＞2.5，FD为18~20mm但不破裂，有的则用了HCG仍未排卵、未消失，且日渐增大，可达3cm。卵泡超声可见光点或呈网状内容。直至月经期前1~2天突然消失，盆腔内无液体，BBT双相。可能因卵泡内激素环境改变，卵子已完成了第一次减数分裂，致卵裂异常。有的排卵药使用正确也会出现LUFS，可能与子宫内膜异位症、盆腔粘连、伪膜包裹致卵子不能排出有关。（图3－3）

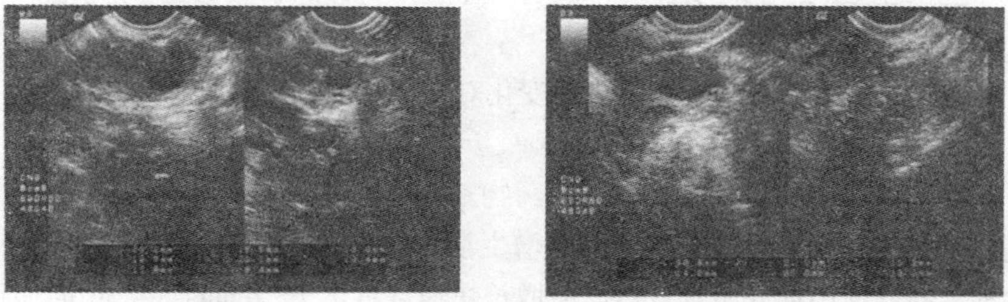

A
D10，生长期卵泡
FD＝13mm（左），FD＝12mm（右）

B
D11，优势卵泡
FD＝16mm（右）

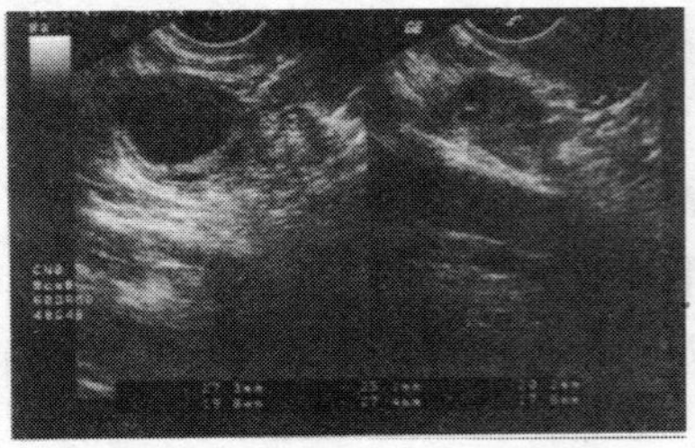

C

D12，成熟卵泡

FD = 20mm（右）

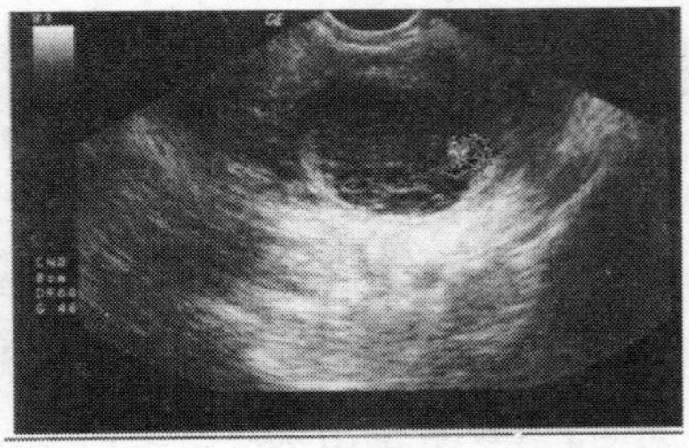

D

D13，优势卵泡未破裂排出，已黄素化，卵泡内透声极差，呈典型棉絮样改变（右）

图 3 – 3　从卵泡生长到卵泡成熟未破裂卵泡黄素化过程

3. 处理

（1）停止促排卵用药，检查病因，或以 OCP 抑制排卵 2 周期，待 H – P – O 轴自行恢复后再评价。

（2）LH/FSH > 2.5 者用 GnRH – a 小剂量长方案，防止下一周期 LH 过早上升。

（3）当 FD > 18mm，E_2 峰后 LH > 10mIU/ml，但超声卵泡无黄素化现象者可立即穿刺以助排出，行 IUI 促孕。

（4）多次 LUFS 者用腹腔镜检，除外子宫内膜异位症及盆腔粘连。

四、薄型子宫内膜

月经周期子宫内膜形态和厚度变化对不孕者治疗结果有重要意义。

1. 促排卵周期子宫内膜的厚度

促排卵周期的子宫内膜厚度与药物剂型、剂量及患者年龄和既往内膜病史有关。一般于促排卵周期中的增生期，内膜增长较快并连续增长至黄体期，在卵泡中期开始较自然周期增长快速，可达 7 ~ 8mm。但 CC 周期抗雌激素与 ER 争夺而削弱早期宫内膜生长，通常在排卵前低于自然周期（小于 7mm），于排卵后则高于自然周期，多数超过 9 ~ 10mm。而 HMG 方案与 Tamoxifen 方案无异于自然周期。

2. 子宫内膜对妊娠预后的意义

子宫内膜应与卵泡发育同步，为受精卵植入及着床做准备，关系到促排卵方案 ART 的成功与否。据统计，HCG 注射日，妊娠组宫内膜的平均厚度显著大于非妊娠组；宫内膜 < 7mm 者无妊娠，而 > 8mm 者受孕率高。据报道，生化妊娠与宫内膜形态及厚度有关，而与患者年龄无关。临床妊娠则与年龄和流产史有关，并认为大多数生化妊娠并非胚胎异常而是排卵前内膜生长不良导致，临床流产率高达50%。CC剂量与内膜呈反比，认为HCG注射日宫内膜8～13mm可提高受孕率。HCG注射日宫内膜类型、厚度与临床妊娠率的关系（表3－8）。

正常子宫内膜发育增长与卵泡及甾体激素增长同步。排卵期卵泡成熟，内膜增厚达7～9mm。据统计内膜≥9mm者受孕率高于7mm者。血清P值在卵泡期保持<1ng/ml，随卵泡成熟P值达0.9ng/ml，是内膜分泌相的最低有效浓度。排卵后P值上升，内膜呈分泌相增厚达10～12mm，如内膜在排卵期≤6mm为内膜发育不良。由于流产、刮宫、宫内节育器，感染史及药物如Clomiphene等耗损了内膜的ER，都造成薄型内膜，不利于孕卵着床。即使受精也可能生化流产。尚应与纵膈子宫相鉴别并应除外宫腔粘连。

表3－8　HCG注射日子宫内膜类型、厚度与临床妊娠率的关系

	内膜		妊娠预后
	类型	厚度	
HCG注射日	C型	<6mm	（－）
	A型	>9mm	（＋）
	A型	>14mm	（＋）66.7%与胚胎移植时子宫内膜受损有关
	A、B型	>13mm	（＋）6.7%

3．处理

（1）于D1～D3开始每日一次皮下注射或隔日一次GH 1.6mg，至排卵后。

（2）阿司匹林（Aspirin）40～50mg/d，至周期末。着床前子宫内膜的变化涉及血管改变，Aspirin抑制PGI_2和TXA_2的合成，可改善内膜局部微循环，促使内膜增生增厚，改善内膜的容受性。

（3）苯甲酸雌二醇或戊酸雌二醇（补佳乐）1mg内服或局部用药，使内膜增生。

（4）醋酸曲普瑞林（达必佳）0.1mg皮下注射，分别于排卵前一天，排卵当日及排卵后两天共三次。可明显提高E、P及内膜厚度，使薄型内膜的种植率和妊娠率增加。

（5）二甲黄嘌呤800mg/d＋维生素E 100U/d共10d，不可长期大量与雌激素同时服用。

（6）昔多芬20mg/次，排卵前后2～3d，每日2次阴道坐药。必须除外心脏病。

（7）高压氧可提高内膜厚度。

（8）氯米酚抵抗者给予地塞米松2mg/d×10d，可提高DHEA水平正常者的排卵率和受孕率以及内膜厚度，可能与增加FSH，IGF－1及GH水平有关。

病例 张某某，女，29岁。月经稀发，继发不孕。于8年前足月自产一胎后未避孕亦未再孕，求治。近年来在外院多次检查D3激素六项基值，睾酮80.27～100ng/dl，曾用达英－35三个疗程，后因LH/FSH＞12.25，逐月升高放弃治疗。后于2010年11月28日始到本院（航天中心医院，下同）求治。

第一次：2010年11月28日

检查：LH 14.55mIU/ml，FSH 47mIU/ml，PRL 7.89ng/ml，P 0.41ng/ml，E_2 73pg/ml，T 50.42ng/dl。

处理：达英－35，1片/d×21d。

第二次：2011年2月22日

检查：LH 7.53mIU/ml，FSH 10.96mIU/ml，PRL 3.67ng/ml，P 0.49ng/ml，E_2 104pg/ml，T 14.79ng/dl。

处理：妈富隆一疗程。

同月，经净后输卵管通液，结果通畅。

第三次：2011年3月

2011年3月22日（D2）检查：LH 6.98mIU/ml，FSH 9.86mIU/ml，PRL 6.77ng/ml，P 0.41ng/ml，E_2 61pg/ml，T 37.97ng/dl。

D5 处理：CC 50mg/d×5d。

D8 检查：B超示UT 4.9cm×3.3cm×4.6cm，Em 0.4cm，LOV 3.2cm×1.7cm×1.5cm，FD 0.6cm×0.6cm，ROV 3.2cm×1.4cm×1.5cm，FD 0.7cm×0.4cm。

处理：HMG 150U qod（D8，D10），Aspirin 50mg Qd。

D10 检查：B超示RFD 1.5cm×1.1cm，LFD 1.1cm×0.8cm，Em 0.5cm。

处理：普多芬30mg阴道坐药一次，共三次（D10，D12，D14），嘱D12起性生活隔日一次。

D16 检查：B超示Em 10.2mm，LFD 2.2cm×2.0cm×1.8cm，1.9cm×1.7cm×1.5cm，1.5cm×1.4cm×1.2cm，RFD 2.4cm×2.2cm×2.2cm，2.2cm×2.0cm×1.7cm，1.5cm×1.3cm×1.1cm，CMS≥10分，血LH 14.52mIU/ml，E_2 1353 pg/ml，P 4.17ng/ml。

D38　尿妊娠 β - HCG（+）。

【病例分析】

总结，该患者诊断为继发不孕、高雄激素血症、卵巢储备功能低下、子宫内膜薄型，经达英 - 35、妈富隆、输卵管通液治本，Aspirin 内服，普多芬外用坐药治疗，使内膜增厚。CC/HMG 方案促排卵后顺利受孕，于 D16 卵泡多个成熟且 LH 上升达 14.52 mIU/ml，E_2 1353pg/ml，未用 HCG 自然受孕。

附　正常月经周期的内膜厚度及变化

卵泡早期（D5）：内膜 <5mm，呈一线型，C 型；

卵泡中期（D8 ~ D9）：内膜 >5 ~ 7mm，中线清晰，B 型；

卵泡晚期（D12 ~ D13）：内膜≥7 ~ 10mm，三线清晰，A 型；

排卵期（以 HCG 注射日标准 D12 ~ D15）：内膜≥7 ~ 11mm，三线清晰，A 型；

黄体期早期（D15 ~ D18）：内膜≥8 ~ 11mm，三线模糊，B 型；

中期（D20 ~ D25）：内膜≥10 ~ 12mm，三线消失光点增加；

晚期（D25 ~ D30）：内膜≤10 ~ 12mm，三线消失模糊不清，厚度不再增长，有时稍减。

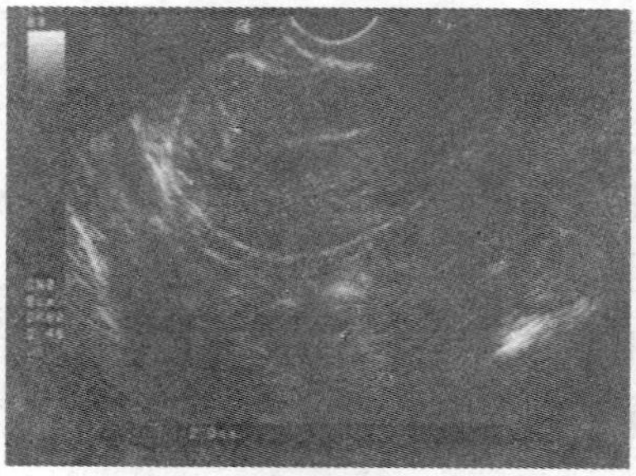

A

月经期内膜，C 型

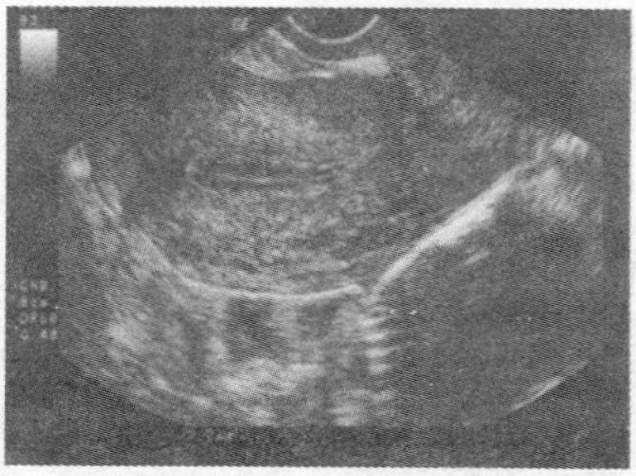

B

生长期内膜，A 型

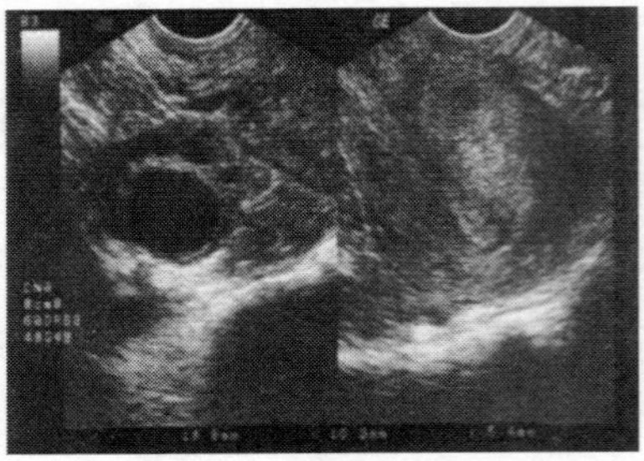

C

排卵后内膜

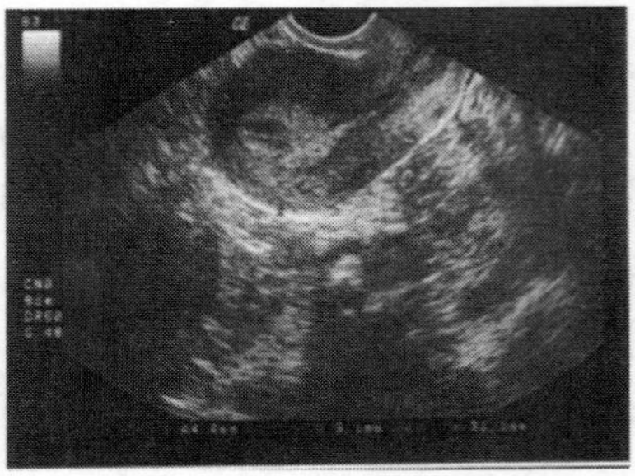

D

卵泡成熟期内膜，B型

图3-4　正常月经周期内膜变化

总结：子宫内膜在孕卵着床前的生长发育，关系到孕卵着床的成功与否，一般把内膜分为三型：A型、B型和C型（图3-4）。其超声特点分别为：A型呈三线，中间的一个强回声线为宫腔内膜线回声，上下两个强回声线为内膜基底部与子宫肌层连接处组成的强回声线，此型内膜质量最好，最有利于受精卵着床，受精卵成功着床率最高，孕卵着床后此型内膜也不容易流产；B型内膜呈团状，三线不明显，内膜容受性差，不利于孕卵着床；C型内膜为一线样。

五、子宫内膜增生

1. 发病原因

无排卵性不孕症因不排卵内膜长期处于增生状态，呈无周期性分泌期变化。特别是PCOS肥胖者，IR者，其脂肪组织中蓄存过多的雌酮，加之长期使用激素（如他莫昔芬）促排卵或HRT，易发生子宫内膜病变。如在疗程期间发现内膜 >15mm。应在宫腔镜下内膜病理检查，根据病检进行处理。

2. 处理

（1）单纯性增生（SH）

半周期小剂量孕激素疗法：甲羟孕酮8～10mg/d，D11～D25，连续3个月经周期。

（2）复杂性增生（CH）

全周期或持续性用激素疗法：①安宫黄体酮20～30mg/d，D5～D25。②炔诺酮5～10mg/d×20d。③地屈孕酮30mg/d×20d。任选其一，连续3

个月经周期。

（3）非典型增生

可采用以下方法进行治疗：①甲羟孕酮 160～250mg/d，连续 3 个月经后内膜活检复查。②米非司酮 5～12.5mg/d，D5 开始，连续 3 个月可使内膜的 PR，ER 下调，内膜细胞凋亡。③GnRH－a 大剂量 3.75mg/月，4～6 个月，每月一次不间断，期间如出现去势症状可反向添加甲基炔诺酮（利维爱）1.25mg/d 或炔诺酮 2.5mg/d。

（4）子宫内膜上皮内瘤变（CIN）

根据年龄生育要求决定行：①宫腔镜内膜部分或全部病变切除。②子宫切除手术。

六、单纯性卵巢囊肿

1. 发病原因

（1）不孕患者精神高度紧张，情绪急躁、抑郁的过激反应刺激 H－P－O 轴功能失调，激素紊乱，卵泡增大与周期不同步。

（2）促排卵前 FSH/LH 不称引起多卵泡高雌激素，造成卵巢囊肿，经久不消失。

2. 相关指标

卵巢内囊肿 3～5cm，壁薄，透声好。若卵泡早期发现，可致 E_2 基值升高。常无自觉症状。（图 3－5）

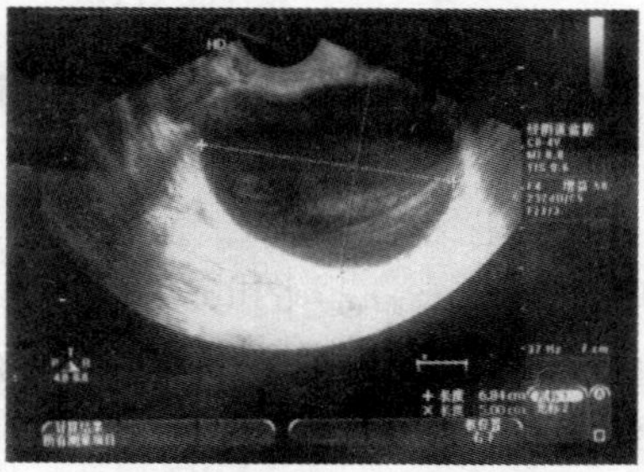

图 3－5　单纯性卵巢囊肿

3. 处理

（1）检查病因，调整促排卵药剂量、剂型。

（2）鉴别囊肿性状；单纯卵巢囊肿于月经期发现，没有周期性消长的变化，用药治疗可逐渐缩小而消失；不破裂黄素化卵泡则在排卵期或用促排卵药后不消失，反而逐渐增大，至月经来潮前突然消失。单纯卵巢囊肿内容透明，而 LUFS 的内容呈光点或网状。

（3）停用促排卵药或用小剂量泼尼松 5～7.5mg/d，1～2 周期后囊肿可自行消失。

（4）发现卵巢单纯性囊肿不宜促排卵治疗，需待 H－P－O 功能自行调整、囊肿消失后或穿刺囊肿消失后再行促排。应与子宫内膜异位症的巧克力囊肿鉴别诊断。

七、卵巢过度刺激综合征（OHSS）

OHSS 是促排卵疗程中最常见最严重的并发症（图 3－6）。HMG/HCG 方案中程度不等的 OHSS 占 50%，但受孕率比未发生 OHSS 者高 3 倍。

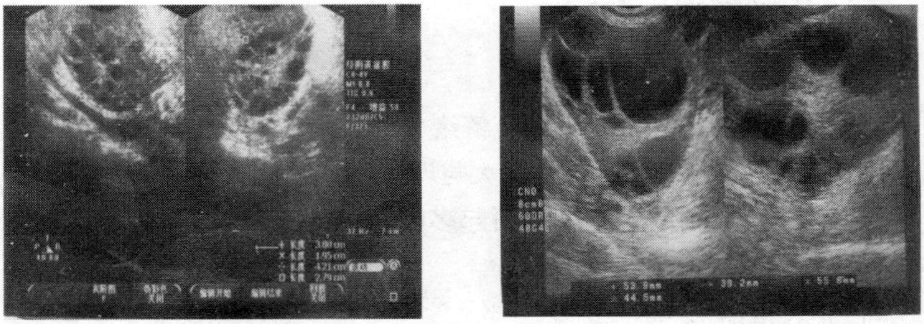

A　　　　B

图 3－6　促排卵过程中的卵巢过度刺激

1．发病原因

HMG/HCG 方案中的 FSH/LH 值与生理状态中卵泡生长所需的水平不一致。FSH 使卵泡发育过多，产生高水平雌激素，进而导致前列腺素和肾素血管紧张素分泌增加，致毛细血管痉挛，血液浓缩等一系列症状。因此，OHSS 的发生，应用 HMG 是起因，注射 HCG 是关键。

据报道，E_2 > 1000pg/ml 时，OHSS 发生率为 20%，当 E_2 > 3000pg/ml 时，OHSS 发生率剧增为 100%。

2．预防

（1）根据 LH/FSH 比值，E_2 浓度及卵泡数量大小，取药物的最低有效剂量。

（2）对 PCOS 高 LH、高雄激素患者用达英－35 或其他 OCP 预治 1～2 疗程；或预用二甲双胍。PRL > 25ng/ml 者给予 CB154 治疗。

（3）用 GnRH－a 代替 HCG

①当 FD ≥ 16mm，E_2 ≥ 1600pg/ml，LH < 10mIU/ml 时，以达菲林0.1～

0.2mg 或丙安瑞林 300μg + HCG8000 ~ 10000U 可终止剩余卵泡的成熟和排卵，以减轻 OHSS。

②当 FD≥16mm，E_2≥1000pg/ml，卵泡数≥12 且其中≥14 者 3 个以上时，注射达菲林 0.1mg 或丙安瑞林 300μg 一次，24h 后第二次注射，经过 48h 后仍未排卵可再次注射。

③当 E_2 > 3000pg/ml，卵泡数 > 20 个，FD > 15mm 时即用 GnRH - a 200mg 静脉点滴代替 HCG 诱发排卵并限制剩余卵泡成熟，同时用孕酮降低 OHSS 及多胎的发生。

（4）当大量卵泡成熟时，FD≥18mm 用穿刺助排卵，对 PCOS 也可在卵泡未成熟时穿刺一侧卵泡降低 E_2，防 OHSS 发生。

（5）降低毛细血管通透性，减少体液漏出，当卵泡成熟 E_2 > 1000pg/ml 时不用 HCG 而以麦角卡林（Cabergoline）0.5 ~ 1mg/d ×（4 ~ 6）d，可防止或减轻 OHSS。

（6）LH/FSH > 2.5 者，用 GnRH - a 小剂量长方案，防止 LH 过早过多出现引起的 OHSS。

3．治疗

轻症者可不做处理，嘱安静休息，门诊密切观察。凡出现下列症状则需立即住院治疗：①腹胀明显，体重突然增加并出现腹泻、呕吐、腹痛。②血压下降或胸部胀痛，呼吸加快或心慌不能平卧。③血液检查：WBC > 15000/mm^3，HCT≥48%，血钠 < 135mmol/L，血钾 > 5.0mmol/L，肌酐 > 1.2mg/dl（或 106pmol/L）者。

（1）监护　体温、血压、心率，每日 4 次。记液体出入量、体重、腹围、血常规、电解质、必要时查肝功肾功、血凝指标、腹胸 B 超。

（2）扩容治疗　①首先以生理盐水 500 ~ 1000ml 静注 1h 后，查尿量在 1h 内 > 50ml 者可以继以 5% Glu in N.S，慢速维持。如尿量维持 125 ~ 150ml/h，每 4h 查 HCT 和尿量，如正常则每日口服液量限制在 1000ml；②用盐水后尿量未恢复者，改用胶体扩容，25% 白蛋白 100 ~ 200ml 静滴，50ml/h 限速，输毕 1h 后查 HCT，可重复直至 HCT 下降至 36% ~ 38%。间或可用低分子右旋糖酐 250 ~ 500ml 静滴，但要注意呼吸窘迫综合征。右旋糖酐可降低血黏滞性，改善微循环，使凝血因子活性降低，对防止血栓形成有一定作用。低血容量血浓缩者扩容治疗须监测中心静脉压。静滴白蛋白后如 HCT 仍高，须 4h 复查一次 HCT，忌用利尿剂，只有在 HCT 正常后而又有肺水肿时可考虑临时使用一次利尿剂，如呋塞米 20mg 静注。纠正电解质失衡及氮质血症忌用含钾高的液体，腹胀痛恶心呕吐甚至腹泻时忌用胃复安以免 PRL 升高。

（3）吲哚美辛（消炎痛）阻断前列腺素合成，解除毛细血管痉挛，降低血管通透性，减少腹水，减轻腹胀等自觉症，一般25mg剂量每日2～3次或吲哚美辛栓剂肛栓100～200mg/d。

（4）预防血栓形成　必要时肝素5000U皮下注射，每日两次，最好穿上弹力紧身长统袜直至大腿并间断性加压，并活动下肢，防下肢静脉血栓。

（5）尽早发现是否受孕，因妊娠本身分泌HCG增多，使病程延长病情加重，但由于PCOS促排卵方案多伴LPD，流产率高，须用孕酮保胎20mg/d，忌用HCG。

（6）放腹水　严重腹胀腹痛，肝功能受损，持续心动过速，低氧血症，不能卧者，肾功能受损，并发心排出量减少者，持续少尿，肌酐高，扩容收效不大者为放腹水指征。

自中心静脉压监测下严格消毒后，B超指引进针。抽腹水不宜过快，液量1000～3000ml，根据心肺功能稳定情况可定时重复。但大多不必放胸水，一般在放腹水后48h内胸水自行减少或缓解。

在生命体征正常，HCT正常，尿量>1500ml/d，双肺语颤及呼吸音正常，血常规WBC<10000/mm^3，PLT正常，Hb恢复正常，即可出院回家静养，此时妊娠反应可能仍重，腹水未能完全消退。黄素化囊肿不必穿刺或手术，会自行消退，有的要持续在妊娠3个月以后消失。但要注意卵巢囊肿可能会破裂出血或扭转，仍需安静休息（表3－9）。

表3－9　OHSS患者的住院治疗措施

例次	时间	姓名	年龄	不孕年限	分度/分级	治病：住院卧床休息	治病：吲哚美辛	治病：输液：生理盐水	治病：输液：葡萄糖	治病：输液：低分子右旋糖酐	治病：输液：白蛋白	治病：输液：其他	治病：放腹水	治病：卵管穿刺	治病：AIH	治病：凝胎	转归：受孕：受孕胎数	转归：受孕：流产孕月	转归：受孕：足月分娩	转归：受孕：妊娠进行中	转归：未受孕	转归：分娩方式
1	1986	张某	26	4	重/5	√	√	√	√	√	√			√	√		1		1			自产女婴，现上大学
2/1	1990	邢某某	25	4	中/4	√	√	√	√	√							4	4				
2/2	1995	邢某某	30	5	中/4	√	√	√	√	√	√						2		2			自产两男孩，健康，小学毕业

续表

例次	时间	姓名	年龄	不孕年限	分度/分级	治病											转归					
						住院卧床休息	吲哚美辛	输液					放腹水	卵管穿刺	AIH	凝胎	受孕				未受孕	分娩方式
								生理盐水	葡萄糖	低分子右旋糖酐	白蛋白	其他					受孕胎数	流产孕月	足月分娩	妊娠进行中		
3/1	2003	康某	29	9	中/3~4	√	√	√	√	√		√				√	8	4				
3/2	2005	康某	31	2	中/4	√	√	√	√	√	√			√	√	√	6	5				
4/1	2005	杨某某	24	5	中/3		√					门诊					2	3				因感冒发烧自然流产
4/2	2006	杨某	25	1	重/5	√	√	√	√	√	√		√			√	3	4				
5/1	2007	马某	29	4	重/5~6	√	√	√	√	√	√	√	3次	√	√		3					2008 年 4 月追访：三胞胎，产前诊断未发现异常，于孕 2 个月时发现颈静脉血栓，住院共经 3 个月。
6/1	2005	陈某	25	6	中/4	√	√	√	√	√											√	
6/2	2007	陈某	27	2	轻/3		√					门诊观察									√	

第五节　长期应用促排卵药物对母婴的风险

不孕症是涉及多系统多学科研究的难题。随物质生活的提高和人口老化的速度加快，不孕症日渐增多，对不孕症治疗的要求日趋紧迫与严峻。

但是治疗方法不断的改进，药物的日新月异，ART技术的提高与熟练，都以必须获得一个或多个优质的卵子为准则，也即都需要应用促排卵药物；因此，促排卵药物对母婴有无风险也成为最为关注的问题。

一、不孕症本身与妇女肿瘤的发生有相同的潜在因素

不孕、低产、月经早潮、晚绝经和卵巢癌、乳腺癌及内膜癌的高危因素相同，故不孕妇女也是发生肿瘤的高危人群。而妊娠、口服避孕药（OC）和哺乳可降低卵巢癌、内膜癌和乳癌的风险。经产妇比未经产者肿瘤的风险降低30%～60%，每增加一次足月产可降低卵巢癌风险15%。服用OC五年以上者对卵巢的保护作用可持续至停经后15～20年。

不孕症中以PCOS和子宫内膜异位症多发，PCOS患者一般均有肥胖、排卵障碍，因其体内高水平雌激素长期刺激内膜而无孕激素对抗，导致内膜增生、间变，与卵巢上皮肿瘤有关。高泌乳素血症患者血液中高水平浓度的泌乳素长期刺激乳腺，增加了癌变可能。而内膜异位症和卵巢癌有相关的组织类型，以内膜样癌和透明细胞癌较多见。因此，治疗不孕症常需要使用促排卵药物，协调内分泌避免内膜增生过长。

二、促排卵药物与肿瘤

妇科肿瘤的发生有两种假说：①不断排卵，卵巢上皮修复时细胞分裂率增加，致自发突变增多。②促性腺激素对卵巢上皮过度刺激，促使上皮增生和癌变。

未经治疗的不孕症因无排卵，性激素积蓄长期刺激内膜而致病，故必须用药促排卵，但长期不断用药促排卵亦有致癌变可能。因此了解促排卵药的性能，适时适量用药对症治疗才能达到健康生殖的目的。

（一）促排卵药同时具有抗癌与促癌作用

1. 甾体激素类

甾体激素与胆固醇的结构相似，又称固醇类激素，主要包括卵巢产生的三种性激素，即18－C的雌激素、19－C的雄激素及21－C的孕激素。甾体激素与特异的受体蛋白结合后，使组织细胞对激素发生生理反应，当一定的雌激素与相应的受体相互协调则卵泡发育成熟而排卵。甾体激素本身并不致癌，过多的、长期的或比例不称的激素应用，导致组织内受体含量增加而激活癌基因，就可能诱导肿瘤生成。雌激素通过雌激素受体（ER）在多种生长因子的参与下诱发癌基因突变，导致细胞增生、恶变，但孕激素作为ER拮抗剂对卵巢和内膜的癌变有抑制作用。孕

激素的抑癌作用可能是阻止了癌基因表达。低剂量孕激素还可刺激外周血单核细胞肿瘤坏死因子，从而抑制肿瘤细胞生长。

2．肽激素

肽激素包括垂体前叶产生的促性腺激素 FSH、LH 和 PRL，下丘脑产生的促性腺激素释放激素（GnRH）。肽激素不易通过细胞膜，首先与靶细胞膜的受体结合，肽激素与受体结合后通过环腺苷酸（cAMP），肌醇酯和细胞内多种系统的多功能调节蛋白的相互协调和制约，激发性腺轴（H－P－O 轴）反馈机制而促排卵。如果这种协调和制约被破坏，则可能诱发或激活癌基因。有研究发现：FSH 可促卵巢上皮癌细胞增生；早期宫颈癌的 PRL 水平有不同程度的升高；乳癌晚期的 PRL 高于早期。但促性腺激素释放激素（GnRH）具有抗癌作用，有较强的性腺抑制作用。Gallagher 等用 GnRH－a 治疗 17 例经过孕激素、三苯氧胺，放化疗无效的复发性内膜癌，有 35% 病例完全缓解或部分缓解。

（二）促排卵药物对母婴可能的风险

1．雌激素

（1）主要用于：①补充使用 CC 时的子宫内膜过薄及宫颈黏液减少而不利于受精及胚胎着床者，可在周期 D8～D10 补充，直到排卵受孕。②在 IVF 中配伍孕酮进行黄体支持。③HRT 后进行冷冻胚胎移植时用。

临床常用雌激素为倍美力和补佳乐，前者是天然的结合型激素，后者属天然雌二醇，是戊酸雌二醇口服剂型。研究认为在孕前后适量补充上述两种雌激素均不增加胚胎先天性异常的风险。但人工合成的乙烯雌酚可发生子代腭裂、透明细胞癌及阴道腺病（DES），现已不用。

（2）单用较高剂量雌激素时子宫内膜癌的危险性稍有增加，而持续长期用药使危险性明显增加。高剂量雌激素引起子宫内膜囊性增生和非典型增生的发生率为 32%，而低剂量时为 16%。如单用雌激素 1～5 年内膜癌发生危险增加 3 倍，时间更长的持续用药危险性将增加 10 倍。

（3）建议　①对卵巢早衰或卵巢不敏感综合征需要生育者，使用较大量较长期的雌激素时应特别谨慎，宜采取最小有效剂量，治疗时间不超过 3～6 个周期为宜，并及时以孕激素撤血。②已证实患有良性乳腺病者、有家族癌症史者须补充雌激素治疗时，可适时加用孕激素。

2．孕激素

（1）主要用于 LPD、RSA，近 30 年来广泛用于 IVF 周期的黄体支持，乳癌及卵巢癌术后防复发。

临床常用孕激素有黄体酮注射剂、地屈孕酮（达芙通）、黄体酮软胶囊（安琪坦）、黄体酮胶囊（益玛欣）等口服剂，阴道凝胶剂（雪诺司）。

（2）孕激素属FDA规定的B类药，长期使用是安全的。流行病学研究未发现天然黄体酮有致癌或致畸作用。大样本病例对照实验表明外源性孕酮不会造成女胎畸形。体外研究将正在发育的女胎外性生殖器与孕酮接触，没有任何致畸效应。因此，孕期使用天然孕酮是安全的。

3. 二甲双胍（Metformin）

PCOS患者单独使用二甲双胍6个月，可改善BMI，甚至可自发排卵，配合CC/HMG/HCG等促排卵方案能促进疗效，对母婴均无不良反应。但仍建议一旦妊娠试验（+），不再继续用药。

4. 溴隐亭（Bromocriptine，CB154）

用CB154 1.25～7.5mg/d治疗高泌乳素血症，可有效建立排卵周期。从孕前至孕3～4周使用，均未发现异常。有人总结100例全孕期用过CB154者，仅发现一例睾丸未降和一例畸形足，未见其他异常，故认CB154对胎儿无害。对一般PCOS患者的PRL在25～30ng/ml者，仍建议于证实受孕即停药。

5. 克罗米酚（Clomiphene，CC）

Kurachi等统计了日本9所大学附属医院五年间（1976年～1980年），使用CC促排卵受孕的新生儿先天性畸形发病率，1034例新生儿的畸形发生率为2.3%，与自发排卵的新生儿畸形率相近，也未发现CC组有特殊的畸形类型，且畸形率与CC用量无关。高剂量CC不显者增加子代先天性畸形的发生率，但应用多周期可能会微增子代神经管缺陷（NTD）和重度尿道下裂的风险。Rossing报导CC治疗过的不孕症患者，卵巢上皮癌和交接性卵巢癌的发病风险稍增。亦有报导子宫内膜癌发病率随CC用药持续时间的延长而增加，可能与不孕症本身的高危因素有关。也有研究通过外周血淋巴细胞姐妹染色单体交换率、染色体畸变率、微核三个指标观察服药的孕妇及新生儿、不孕未服药妇女、正常妇女对照结果，提示Clomiphene不具有可察觉的致突变、致畸及致癌等遗传学效应。

6. 来曲唑（Letrozole，LE）

LE半衰期45h，抑制雄激素转化为雌激素，使血雌激素水平下降，垂体FSH增多，卵泡发育。由于LE诱导排卵治疗时间在D3～D7，至胚胎植入时，其血药浓度已降至极低，到胚胎期（D15～D56）已无残留，故认为LE促排卵对胎儿是安全的。

7. 促性腺激素（Gn）

Shoham等发现应用HMG/HCG促排卵后出生的1160例新生儿中有63例畸形，其中明显畸形占5.43%，轻度畸形占3.2%，与自然人群发生率相近。由于 Gn 诱发排卵至胚胎植入时药物已被机体清除，故现有资料均表明 Gn 排卵对胎儿无明显致畸性。

8. 促性腺激素释放激素（GnRH）

（1）促性腺激素释放激素激动剂（GnRH－a）

天然 GnRH 半衰期 2～4min，而 GnRH－a 半衰期 4.5h，可通过胎盘进入胎儿体内。GnRH 有个体差异和种属差异。GnRH－a 可防止 LH 早现，孕早期可引起流产，新生儿先天性畸形、腭裂、肾及神经系统畸形的发生率上升。但大多数用药至卵泡成熟时已停，因此早期妊娠时药效已消失。

（2）促性腺激素释放激素抑制剂（GnRH－ant）

GnRH－ant 的治疗时间短，方案简单，能显著减少 OHSS，但受孕率低。西曲瑞克的受孕率和生殖能力与剂量相关。因其半衰期短，静脉用药为 12 小时，皮下注射 30 小时。妊娠敏感期使用未发现致畸作用，Ludwig 报导 IVF 用 GnRH－a 的新生儿明显畸形率 3.1%，轻微畸形率 2.6%。Bolrriger 在控制性促排卵（COS）中统计：应用 GnRH－ant 的新生儿明显畸形率占 7.5%，GnRH－a 为 5.5%。

GnRH 具有较强的性腺抑制作用。对性腺激素依赖性疾病与肿瘤有抑癌作用，用于治疗子宫内膜异位症、内膜癌、卵巢颗粒细胞瘤及上皮细胞癌，男性前列腺癌等。

三、风险控制

总之，不孕症是肿瘤高危因素并随年龄增长而增高，不孕时间延长，肿瘤发生率亦增加，促排卵疗程增多，疗效下降。而用药时间越长，剂量积累增多，对卵巢上皮过度刺激或排卵次数过多，卵巢上皮细胞分裂率增多，促进上皮增生与突变，因此在促排卵治疗前及治疗后均应详细询问既往病史和不孕年限，原发还是继发性，家族及自身既往肿瘤史。

初诊必须做妇科检查，除外感染及妇科常见病。B 超查子宫卵巢大小、监测内膜情况，注意其在治疗过程中的大小、厚薄变化，必要时宫腹腔镜检查或活检。

撤血后测激素基础值，必要时检查 CA125 等癌抗原。

促排卵疗程 3～6 个月无效必须检查原因，及时调整剂型，剂量。

加强随访，尽早发现异常，及时治疗。长期治疗者追踪至绝经期后。

第六节 促排卵合宫内人工授精

一、指征

1．排卵障碍，PCOS 促排卵治疗 6 个周期未受孕者或 LPD 治疗 12 个周期仍无效者。

2．原因不明性不孕，包括腹腔镜下治疗的 I 期子宫内膜异位症。

3．宫颈性及免疫性不孕。

4．男性因素，包括非症状性前列腺精囊炎治疗后及少、弱精症者。

5．子宫内膜异位症 Ⅱ 期以上经激光或手术治疗后。35 岁以上者因其生殖力递减可在治疗后立即施行。

6．盆腔粘连或输卵管阻塞手术治疗后 3～6 个月未孕者，包括输卵管通而不畅者。

二、方法

（一）促排卵（Superovulation）

促排卵方案以 CC/HMG/HCG 多见。预计排卵期查 $E_2>300$pg/ml，FD >18mm，EM≥7mm，CMS≥8～10 时注射 HCG10000U。36h 两次人工授精（Article Insemination，AI），若卵泡数 >7～8 个，$E_2>1500$pg/ml，则停 HCG 注射，代之以卵泡穿刺 + IUI。

（二）人工授精

1．类型 ①丈夫精液人工授精（Article Insemination Husband，AIH）。②供精者精液人工授精（Article Insemination Donar，AID）。③混合人工授精（Article Insemination Mixtured，AIM）。

2．方式 ①宫腔内人工授精（Intra－uterine Insemination，IUI）。②颈管内人工授精（Intra－cervical Insemination，ICI）。③盆腔内人工授精（Intra－pelvical Insemination，IPI）。

3．适应证 ①免疫因素：妇女血清中有 ASAb 可影响精子在女性生殖道中的运行及精卵结合。②女性生殖道内的吞噬细胞有吞噬精子作用。③男性因素：精子数量少，活动率 <40% 或精液增多（>40%），经处理后精子活率、精子浓度增加。④宫颈因素：因宫颈黏液黏稠，精子不易通行。如重度宫颈糜烂或经电烙或锥切术后、CT 感染、PCT（－）。⑤子宫内膜异位症：输卵管腔通畅，但因盆腔粘连，输卵管功能异常，或精子被巨噬细胞吞噬。⑥夫妻分居，不能及时性生活受孕者可冷冻丈夫的精液，在妻排卵期解冻后 AI。单身妇女经一定的法律手续可 AID 受孕怀胎生子。⑦其他原因不明的不孕，但输卵管通畅，排卵正常或经多次 ICI 未成功者，可试用 IUI 或 IPI。

4. 基本条件 ①育龄期。②经 HSG 或腹腔镜检输卵管通畅者。③经 BBT 及卵监有正常排卵者。④SFA 达到基本密度和活力者。

5. 操作步骤

（1）诱发排卵，卵监及内膜厚度 ①自然周期：D8 开始卵监和 LH 测定，预测卵泡发育及成熟程度。②促排卵周期：D8 开始卵监，当 FD > 18mm，CMS≥8 分示卵泡成熟。

（2）AI 时间的选择 ①自然周期：FD 在 14 ~ 23mm 时，根据既往月经周期的长短，BBT、E_2、LH 值推断排卵日。于 E_2 峰出现日 24h 后查 CMS≥8 分时行第一次 AI，次日 B 超卵监若已排卵再做一次 AI 即可。若未排卵则隔日再次 AI，直至排卵后 BBT 上升并稳定。一疗程共需 2 ~ 3 次 AI。②促排卵周期：FD 在 16 ~ 25mm，Em≥0.7cm，CMS≥8 分者可当日 AI 一次。CMS≤8 分者可加用苯甲酸雌二醇 1mg，宫口棉纱填塞 6 ~ 8h 取出，次日卵监。直至排卵后同上处理。若 FD > 18mm，于注射 HCG 后 36 ~ 48h AI，1 ~ 2 次为一疗程。

（3）精液的处理 ①用手淫的方法取精液于无菌的干燥容器内，液化后取 1ml 精液 + 适量精子洗液（SW）或 F10 2ml 混匀，离心，弃上清。重复一次，弃上清。沉淀加 SW 适量，置 37℃ 水箱放 50min。活动能力强的精子上游后取最上层液约 1ml，备用。②将上游精子注入宫颈管内或宫腔内或经后穹窿注入盆腔内。

（4）术式 ①患者取膀胱截石位，常规消毒，妇检，生理盐水擦洗阴道及宫颈，干棉球将阴道内多余液体擦净，但保留宫颈口的透明黏液。②用导管吸取含上游精子的液体 0.5 ~ 1ml 注入宫颈管 1cm 处或宫腔内，或经阴道后穹窿用穿刺针注入盆腔内。注入速度要慢，点滴注入，共需 3min，注完需将导管停留 1 ~ 2min，抬高臀部（IPI 例外），然后取出导管。患者休息半小时至 40min。③术后即用 HCG 或泼尼松，14 ~ 16d 后查尿 HCG。④每例需进行 3 ~ 4 个疗程。每个疗程为在一个月经周期的排卵期进行 2 ~ 3 次 AI。

（5）疗效 ①Margalloth 报导自然周期宫腔镜内人工授精（AIUI）孕率为 13.4%，Clomiphene 周期 AIUI 受孕率为 30%，HMG 治疗周期 AIUI 的受孕率为 29.2%。②单用 IUI 受孕率为 3.4%，合用 HMG + HCG 为 19.6%。③原因不明者受孕率为 32.6%，宫颈因素所致为 26.3%，因男方因素为

15.3%，子宫内膜异位症为12.85%。

（三）其他人工授精

1. 直接盆腔内授精（DIPI）

（1）适用于原因不明性、男方因素、宫颈因素不孕而输卵管通畅者，方法同前。

（2）优点　①精子的数量及活动度经处理后明显改善。②盆腔液中局部雌激素水平增高，有利于精子的存活和获能。③注入盆腔的精子距输卵管伞部较近，可增加受孕机会。

（3）疗效　平均每周期孕率8.6%，IUI为12.5%，但两者无统计学差异。

2. 直接卵泡内授精（DIFI）

（1）方法　排卵期在超声下将处理过的精液直接注入卵泡。每个卵泡中注入50μl中含20000个正常活动精子的精液，缓慢注入。术后保持仰卧位15min。

（2）疗效　14例14个周期，5例妊娠，孕率35.7%。

（3）优点　可增加精子穿透卵母细胞的能力。DIFI似更优于DIPI。

3. 经阴道输卵管内授精（TITI）

（1）方法　阴道超声扫描监测，采用K-HIS 1000-1100导管插入输卵管壶腹部-峡部交界处，注入处理后精液100μl，内含20万至30万活动并已获能精子，静卧15min。

（2）疗效　40例63个周期15例妊娠，孕率37.5%，并有徒手插管注精成功率达34%者。

（3）缺点　使输卵管黏膜损伤，增加异位妊娠率。

4. 气囊法

（1）方法　①8号Foley导管内充入已处理的活动精子悬液，将导管放入宫腔。②气囊内注入1.5ml生理盐水，封闭宫颈内口。③缓慢注入精子悬液约3~4ml，共经1~2min，由于宫腔压力致输卵管近端口张开，精液即可进入卵管。

（2）疗效　16例共29个周期，7例妊娠。

5. 腹腔镜下精子输卵管内移植

将已处理的精液经腹腔镜输卵管伞端注入。

第七节　卵巢储备功能的预测

卵巢储备是指卵巢皮质区细胞生长、发育、形成可受精的卵母细胞的能力。

生殖潜能是指妇女的生殖系统在无明确的病理、生理改变情况下的受孕能力，生殖潜能直接取决于卵细胞的质量和子宫内膜的容受性。

在治疗不孕症的促排卵方案制定前，需要对卵巢储备和生殖潜力进行初步的估计。随着年龄的增长生殖潜力下降，这与卵细胞的质量及卵巢储备下降关系密切。生育能力有很大的个体差异，有人在30岁虽有正常月经而生殖力已减退，而有人在40岁以后仍有良好的生育能力。因此，识别不孕妇女的个体差异，预测卵巢的储备和生殖潜力是治疗不孕过程的重要步骤。临床上通过以下检测手段来预测卵巢的储备功能。

一、FSH 基值

FSH 基础值 > 10mIU/ml 示卵巢储备功能下降，两次检查 FSH > 20mIU/ml 受孕率为“0”。周期 FSH 基值高预示卵巢储备功能下降，受孕率低，发育的卵泡数少。FSH 基值随着年龄的增加而上升（表3－10）。

表3－10　FSH 基值与受孕率（Toner 报告表）

FSH 基值（mIU/ml）	受孕率	FSH 基值（mIU/ml）	周期取消率
<10	18%	<15	5%
>20	15%	>23	20%
>25	0	>30	40%

二、FSH/LH 值

卵泡期，FSH/LH≥3.6 者孕率为0，FSH/LH<3.6 者孕率为25%，因此一般认为对预测不孕疗效更有帮助。FSH/LH 值可能与抑制素水平或 E_2 的负反馈相关。

三、E_2 基值

E_2 基值≤45pg/ml 者排卵多，孕率高，而 E_2≥80pg/ml 者促排卵疗效预后不良。

四、P 基值

P 基值>1ng/ml，或卵泡晚期 P 值×1000/E_2 值>1 预示子宫内膜容受性不良，内膜植入窗过早关闭，因 P 值为0.9ng/ml 是子宫内膜分泌的最低限度。

五、LH 基值

LH 在卵泡晚期上升，若高于 10mIU/ml 为 LH 早现，LH 峰值开始启动，可使发育中卵泡颗粒细胞的增殖受抑制，导致卵泡闭锁，造成不破裂卵泡黄素化或致卵裂异常，即使受精其流产率亦高。

六、LH/FSH 值

在卵泡晚期，LH/FSH > 2.5 表示卵泡内激素环境改变，卵子过早的完成了第一次减数分裂，排卵时卵子已过熟。

七、T 基值

T 基值≤20ng/dl 预测 ART 不良妊娠。有报道妊娠组 T 基值和 DHEA 的平均值都显著高于未受孕组。T 基值≥60ng/dl 者受孕率较高，而且 Gn 用量和流产率均较低，认为血清 T 水平可能影响妊娠结局并与部分卵巢指标呈负相关。

八、Clomiphene 兴奋试验

月经周期 D5 ~ D9 Clomiphene 100mg/d，D10 FSH > 26mIU/ml 为异常反应。CC 兴奋试验比基础 FSH 值更能预测卵巢储备，尤其是当患者超过 35 岁。第 10 天 FSH 上升过多是由于卵巢产生的抑制素过多和/或 E_2 不足之故。

九、GnRH - a 刺激试验

D2、D3、D4 每天上午 8 点皮下注射醋酸亮丙瑞林 0.75 ~ 1mg。自注射前 1 天至注射后 1 天，即 D1 ~ D5 每天定时查血 E_2、FSH、LH。

A 型：E_2 迅速上升，D4 下降	孕率 46%
B 型：D4 或 D5 E_2 上升，D6 下降	孕率 38%
C 型：E_2 迅速而持续上升	孕率 16%
D 型：E_2 无反应	孕率 6%

（定义有反应为给药后基础值增加 2 倍或以上。）

GnRH 刺激试验能预测卵泡或受孕率，也能估计用 Gn 的量和时间。

第四章 常见排卵障碍性不孕症

第一节 多囊卵巢综合征

多囊卵巢综合征（Polycystic Ovarian Syndrome，PCOS）于1953年由Stein－Leventhal首次报道，也称为S－L综合征。其病理、生理及临床表现多样化、多态性，涉及下丘脑、垂体、卵巢、胰腺、肾上腺及遗传等诸多因素，发病因素及机制尚未阐明，而新的观点不断出现。因此，本症已经成为妇科内分泌研究的热点与难点。

本症被公认为高度异质性疾病，可起始于青春期，肥胖和多毛，并伴有雄激素升高。部分病人随年龄增长症状可能会逐渐改善，而部分病人将发展为多囊卵巢。

一、PCOS的临床诊断

PCOS患者血液内的高LH刺激卵巢卵泡膜细胞合成雄激素（睾酮和雄烯二酮），在外周组织分别转化为双氢睾酮（DHT）和雌素酮（E_1），致E_2/E_1值倒置。卵泡停滞在早期的窦前阶段，数量增多，无排卵，内膜呈持续增生过长，有形成子宫内膜腺癌之危险。过多的雄激素在皮下组织堆积，致脂肪层增厚而肥胖。激素代谢紊乱致血糖利用障碍，出现胰岛素抵抗（IR），终致代偿性高胰岛素血症和代谢综合征。

伴随卵泡数量增多，持续的雌激素刺激，提高了PRL分泌细胞敏感性和肾上腺PRL受体的活性，使PRL增多形成高PRL血症，致无排卵性不孕。

发病率约占育龄妇女的5%～10%，占无排卵性不孕症的50%～70%。

（一）临床表现

1. 月经稀发，80%～90%患者有不规则出血，继发性闭经。
2. 57%患者无排卵，原发性不孕。
3. 肥胖，毛发浓密或多毛，痤疮，少数患有黑棘皮症。

（二）生化指标

性激素六项基础值检测中至少有一项异常，常见 LH、T、PRL 三项中有二项异常：①LH 增高而 FSH 正常或偏低，LH/FSH > 2。②T（睾酮）升高：T≥80ng/dl；DHEA - S 及 A_2 亦有轻度升高。③PRL > 30ng/ml。

（三）卵巢特征变化

2003 年 Balen 制定了 PCOS 的 B 超诊断标准：①卵巢体积≥10ml。②一侧或双侧卵泡直径 2 ~ 9mm 者超过 12 个，在卵巢周围呈串珠或项链状排列。③卵泡占卵巢体积超过 25%（图 4 - 1）。

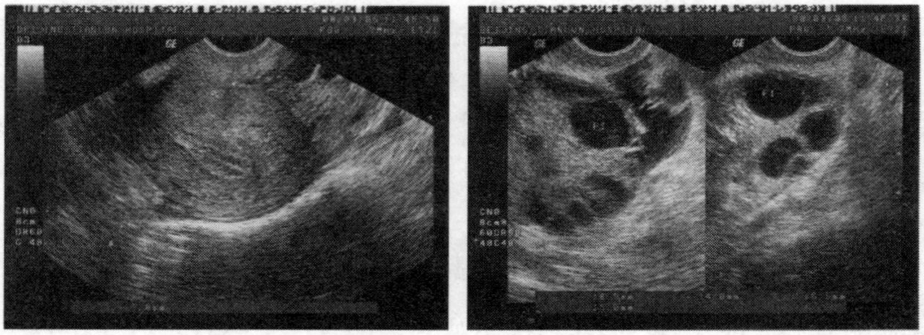

图 4 - 1　多囊卵巢超声图像

二、PCOS 的治疗

近期治疗目的：调经，控制痤疮、多毛和体重。

远期治疗目的：预防糖尿病，子宫内膜增生过长，不孕，肥胖，心脏病。

（一）控制体重与改变生活方式

控制热量摄入，增加运动可减少腰围，增加胰岛素（INS）敏感度。体重减轻 7% 可降低 T 水平，从而恢复自主性月经。Clark 报导 6 个月的饮食控制和锻炼使 BMI 平均减少 3.7，体重减少 10.2kg，90% 患者恢复排卵周期，INS 敏感性显著改善。但是，不提倡快速减肥，因容易反弹，一般认为 6 个月内减轻体重 8% ~10% 为宜。

（二）药物治疗

1. 常用药物

（1）口服避孕药

用于青春期后或不需要生育者。通过抑制垂体 LH 的合成和分泌，降低卵巢的雄激素，阻止内膜增生过长。OCP 中的 E 成分（EE）可促进肝产生性激素结合球蛋白（SHBG），降低循环中游离的雄激素；但对 IR，肥胖及不孕无效。

一般使用 3 个周期可明显改善生殖激素的紊乱，甚至有停药后可产生反弹现象而排卵受孕者。疗程 3～6 个月，可重复使用。

（2）环丙孕酮

为雄激素拮抗剂。可抑制卵巢和肾上腺产生雄激素。在外周血液与雄激素竞争受体，从而阻止雄激素的外周作用，防止 T 在外周脂肪组织中转化为 E_1 堆积造成肥胖。含环丙孕酮的达英－35 对降低高雄血症及治疗高雄体征有良好疗效。

（3）二甲双胍

是最常用的抗高血糖药，可增加 INS 受体的数量而不增加其分泌，因此对血糖正常者不会引起低血糖。可减轻 INS 对 LH 的刺激。降低 T 值，改善 LH/FSH 值与激素紊乱状态，使卵泡发育排卵。

可改善月经周期，44%～91.6% 的患者恢复正常周期，其中 34%～79% 有排卵。空腹血糖高的肥胖 PCOS 者用药 1500mg/d，12 周后月经改善，雄激素下降，性激素球蛋白的结合因子上升，多毛及痤疮好转。非肥胖者疗效优于肥胖者。

2. 用法用量

（1）T＞75ng/dl 者首选达因－35，通过降低雄激素增加 CC 的敏感性，周期性撤退性出血改善子宫内膜状况。

（2）PRL＞25ng/ml 可给予 CB154，查甲功，伴有甲低者给予 Thyroxim.

（3）患 IR 但不肥胖者，均可给予二甲双胍，或与 CC 合用，增加 Gn 的敏感性，促进排卵。

3. 治疗方案

[一线方案] 以 Clomiphene 为主，于达因－35 或 OCP 撤血后 D3～D5，50mg/d×5d。

二甲双胍＋CC 和/或 Thyroxin/溴隐亭（Bromocriptin）1.25～2.5mg/HCG 方案。

二甲双胍可持续服用 3～6 个周期，Bromocriptin 至排卵停药。

甲状腺片 20mg/d×20d。

[二线方案] Gn 为主，视 LH/FSH 值及卵泡大小决定选以下哪个方案。

D5～D8，LH/FSH＞2，FD≥8mm 者，HMG/HCG 方案。

D3～D5，LH/FSH＞2，FD＜7mm 者，FSH/HMG/HCG 方案。

[三线方案] 即 GnRH－a 长方案，用于超过 30 岁，久治不愈，LUFS

或排卵期 LH 早现者。

黄体中期，D21 ~ D25 开始，达菲林 0.1mg Qd 或 Qod。

月经 D2 ~ D3 视窦卵泡出现与否，uFSH 或 FSH/HMG/HCG。

（三）手术治疗

用于药物疗效不著，卵巢 > 10ml，卵泡 > 12 个，多次 LUFS 者。

常用的外科手术包括打孔术和楔切术。（略）

病例一 孙某某，24 岁，婚后两年未避孕不孕，月经稀发，要求生育。查体正常，激素基值 E_2 42pg/ml，LH 12mIU/ml，诊断：PCOS?

D3 处理：CC 50mg/d × 5d。

D8 超声：Em 3.9mm，右卵巢 30mm × 26mm × 24mm，卵泡多个，最大 11mm × 10mm × 10mm；左卵巢 29mm × 25mm × 20mm，卵泡多个，最大 7mm × 6mm × 5mm。

D10 E_2 354pg/ml，LH 17.42mIU/ml，P 0.76ng/ml。

处理：uFSH 75U/d × 2d，HMG 75U/d × 2d。

D11 超声：Em 5.4mm，右卵巢卵泡 12mm × 11mm × 10mm，左卵巢卵泡 9mm × 8mm × 8mm。

处理：uFSH + HMG，剂量用量用法同 D11，每日一次。

D14 超声：Em 7.6mm，右卵巢卵泡 14mm × 12mm × 10mm，左卵巢卵泡 10mm × 9mm × 9mm。

D17 超声：Em 7.9mm，右卵巢 45mm × 32mm × 26mm，FD > 19mm 者 2 个，15 ~ 16mm 2 个；左卵巢 32mm × 26mm × 23mm，FD > 15mm 2 个。

E_2 1241pg/ml，P 0.96ng/ml，LH 37.42mIU/ml。

处理：达菲林 0.1mg qd。

D18 超声：Em 9.1mm，右卵巢 47mm × 34mm × 27mm，卵泡 4 个，最大者 20mm × 17mm × 15mm；左卵巢 33mm × 27mm × 24mm，卵泡 2 个，最大者 19mm × 15mm × 13mm。

E_2 1053pg/ml，P 1.02ng/ml，LH 17.41mIU/ml。

D20 超声：Em 9.8mm，右卵巢 57mm × 52mm × 47mm，卵泡 4 个，最大者 34mm × 30mm × 27mm；左卵巢 40mm × 32mm × 27mm，卵泡 2 个，最大者 23mm × 22mm × 21mm。

E_2 1338pg/ml，P 4.41ng/ml，LH 6.92mIU/ml。

诊断：黄体囊肿，卵巢过度刺激综合征。

【病案分析】

患者 PCOS 卵巢高反应、用药不当，于过多卵泡发育之基础上，错用了 FSH，再次大量募集卵泡发育致 OHSS，黄体囊肿。

病例二　李某某，26 岁，月经稀发，闭经，婚后 3 年不避孕未孕。体检正常，用孕酮撤血后查血，D3 E_2 89.4pg/ml，P 0.94ng/ml，T 41.42ng/dl，PRL 7.30ng/ml，LH 18.98mIU/ml，FSH 6.6mIU/ml，Go 4.69mmol/L，Io 2.58uIU/ml。SFA 正常，B 超子宫及附件正常。

根据闭经不孕，LH/FSH > 3，诊断：PCOS。

[第一疗程] CC/HMG/HCG 方案，合二甲双胍 500mg Bid。

D14　卵泡：左侧 2.2cm × 1.7cm，右侧 1.9cm × 1.5cm，1.5cm × 1.4cm，CMS > 8 分，给予 HCG 8000U

D17　卵泡缩小，仅余一卵泡，FD 1.6cm × 1.2cm，内膜 1.2cm。

D23　查血，P：5.04ng/ml。

诊断：LUFS，LPD。

[第二疗程] 停排卵药物。因阴道炎局部用消炎栓剂。

D25　黄体酮 40mg 肌注，每日一次，共 5 天。

[第三疗程] 二甲双胍 500mg Bid，CC/HMG/HCG 常规用量。(2007 年 10 月 31 日始)

D3　E_2 23pg/ml，P 0.84ng/ml，T 58.17ng/d，PRL 18.87ng/ml，LH 13.73mIU/ml，FSH 6.42mIU/ml。

加戊酸雌二醇 1mg × 5d。

D10　右侧卵泡 1.4cm × 1.2cm，两侧小卵泡多于 10 个。

处理：仅给一次 HMG 150U，肌注。

D13　右侧卵泡 1.6cm × 1.3cm，CMS > 8 分，未给药。

D15　右侧卵泡 1.8cm × 1.6cm，内膜 0.8cm。E_2 455pg/ml，LH 55.08mIU/ml，CMS > 10 分，未给 HCG。

D17　卵泡消失，盆腔液 1.9cm，BBT 上升，已排卵。

D24　血 β – HCG 81mlU/ml，P 30.86ng/ml。

D34　尿 HCG（ + ）。

D44　血 β – HCG 2174 mIU/ml，P 16.30ng/ml。

2008 年 3 月 11 日，妊娠 18 周，B 超胎儿双顶径 4.4cm，股骨长 3.0cm，胎心 154 次/分，正常单活胎。

【病案分析】

1. 本例诊断明确，剂量、剂型个体化，及时调节，得以成功受孕。

2. 第一疗程因发育的卵泡较多，仅用 HCG 8000U，没有查血 E_2 和 LH 值，HCG 剂量不足，导致 LUFS，LPD。于第二疗程，黄体酮撤血使卵巢有自动调节的时间。

3. 第三疗程中于 D8 加用戊酸雌二醇弥补了 CC 的缺点。PCOS的 LH 偏高，HMG 不宜过早应用，一般在 D8 应用。本例因小卵泡过多，于 D10 才开始给 150U HMG。原定隔日一次，但 D12 患者未就诊以致 D13 卵泡 1.6cm×1.3cm，CMS＞8 分，故未再给药。D15 卵泡成熟。E_2 峰同时 LH 也达峰值，因此 HCG 也未用，而排卵受孕过程良好。说明促排卵药物的剂量、剂型必须个体化，及时调节。

病例三　林某某，30 岁，婚后无防护性生活 10 数年未孕。月经自初潮以来稀发，周期为 3 个月至半年，每于注射黄体酮后复潮。既往于 2005 年曾行输卵管通液，液流量 30ml，稍有阻力示通而不畅。曾查其丈夫 SFA 液化时间 120min，活动 A 级 10%，B 级 13%，遂放弃治疗。2008 年 1 月要求生育，经全面体检，示正常，妇科检查生殖器发育正常。夫妇染色体正常。

［第一疗程］2008 年 1 月 11 日始。

D3　检查：LH 2.66mIU/ml，FSH 6.69mIU/ml，PRL 5.69/ml，E_2 49pg/ml，P 0.53ng/ml，T 95ng/dl，空腹血糖（Go）及胰岛素均正常值。

D7　B 超：子宫 4.4cm×3.9cm×5.4cm，内膜 5.0mm，右卵巢 4.5cm×3.0cm×2.5cm，左卵巢 4.0cm×1.9cm×2cm，双侧卵巢同一切面卵泡十数个。

诊断：PCOS 伴高雄激素。

处理：用泼尼松 7.5mg/d×10d，观察一月，自然复潮。

［第二疗程］2008 年 2 月 20 日始。

检查：LH 3.75mIU/ml，FSH 6.68mIU/ml，E_2 50pg/ml，T 75ng/dl。

处理：建议达因－35，再观察一月；患者急于求成，拒绝 OCP。用二甲双胍 1500mg/d。

D8　处理：HMG 150U，肌注，每日一次。

D11　监卵：两侧均为 0.9～1.0cm 大小之卵泡多个。

D14　B 超：卵泡 15mm×14mm×12mm，每测 3～4 个停 HMG。

D15　检查：右卵巢有卵泡 28mm × 24mm × 26mm，20mm × 19mm × 18mm，19mm × 17mm × 14mm 共三个大卵泡；左卵巢亦有三个大卵泡：19mm × 18mm × 15mm，19mm × 17mm × 16mm，19mm × 17mm × 14mm。内膜：8.0mm。E_2 > 1000pg/ml，P 2.52ng/ml，LH 6.33mIU/ml。

处理：当日经阴道卵泡穿刺六个 + AIH、IUI。

当月未受孕。

[复诊及处理]

2008 年 7 月 10 日　二甲双胍 500mg，每日三次。

子宫输卵管造影（HSG）示输卵管盘曲，通而不畅。

2009 年 1 月　行宫腹腔镜检，输卵管少量粘连分解术，卵巢锲切术。

2010 年 3 月　月经稀发 5 ~ 6 天/1 ~ 2 个月，能自然来潮，仍未孕，建议 IVF – ET。

【病案分析】

患者 PCOS 征象典型，原发不孕时间长达十数年，生育要求迫切，但因治疗不规范，用药未到位，且患者与医生都急于求成，对高雄激素状态处理不够，没有耐心劝导，此时应当用达因调整内分泌为当。

总的看来处理是谨慎的，用药剂型是正确的，只是经验不够。当第二疗程 D15 成熟卵泡过多时，E_2 >1000pg/ml 是必然的，但 LH 尚未达峰，而 P 值已达 2.52ng/ml 说明子宫内膜已达分泌期，内膜容受力不良，即使穿刺助排 + IUI，也难受孕。

三、PCOS 并发症

（一）卵巢过度刺激综合征（OHSS）

OHSS 是应用促排卵药物治疗 PCOS 和不孕症常见的严重并发症，常累及多系统，严重者可致死（图 4 – 3）。

1. PCOS 患者卵巢过度刺激综合征的发病机制

PCOS 患者的卵巢体积增大，同一个切面卵泡数多达 10 个以上。原因在于不同发育阶段的卵泡在募集后不凋亡、不消失而呈停滞状态，不经选择优势化的进程，因而存在着大小不同的多个未成熟卵泡，LH/FSH > 1，E_1/E_2 比值倒置。在这种情况，外源性 HMG 的应用，将不但促进多个卵泡同时发育增大，分泌过量的雌激素，又刺激前列腺素的产生。如再加上 HCG 的应用，大量卵泡黄素化形成黄体囊肿，过量的雌激素和前列腺素使卵巢内肾素－血管紧张素系统功能亢进，促使毛细血管通透性增加，血管液体移向第三间隙，导致腹水、胸水和弥漫性水肿发生，进而体重增加，血容量减少，血液浓缩，呼吸困难，同时肾血流量灌注不足，肾近曲细管对盐和水份重吸收增加，而致少尿、无尿，水、电解质紊乱，氮质血症和血栓形成，肾功、肝功衰竭直至休克、死亡。（图4－2）

促排卵方案 HMG/HCG 中，50% 患者会发生 OHSS，轻重不等，轻症占 35%，重症约占 2%～6%。

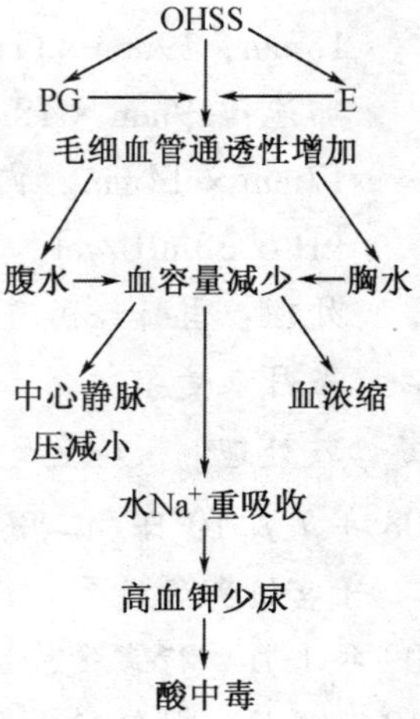

图4－2　OHSS 发病机制

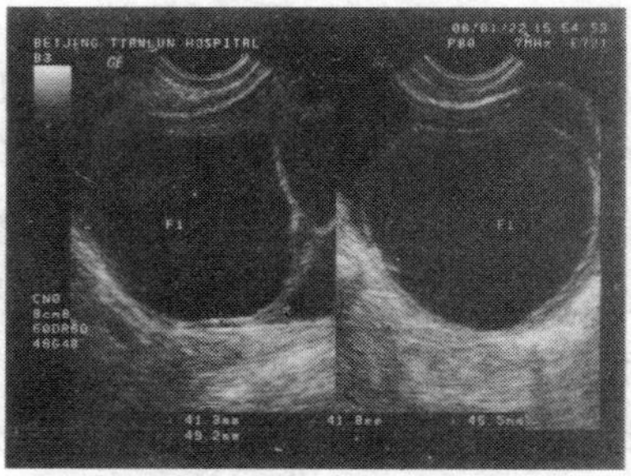

图4－3　B 超下的卵巢过度刺激综合征

2. 诊断标准

根据体征和生化检测指标，WHO 将 OHSS 分成轻、中、重三度共六级（表4－1）。

表4－1　OHSS 诊断分级标准

分度	分级	临床表现和检测
轻度	Ⅰ级	血 E_2 值上升达 5500pmol/L，卵巢直径≤5cm，无自觉症状
	Ⅱ级	血 E_2 >5500pmol/L，卵巢增大可扪及，黄体早期血 P >96pmol/L
中度	Ⅲ级	血 E_2、P 值明显升高，卵巢肿大，直径≤12cm，腹痛、腹胀、腹部膨大，体重突然增加
	Ⅳ级	同上述表现外，伴呕吐、腹痛，体重增加 3kg 以上，伴腹水

续表

分度	分级	临床表现和检测
重度	Ⅴ级	卵巢增大，直径 > 12cm 甚至 20cm，腹胀、腹水，不能平卧，血液浓缩黏稠，胸水，尿量减少，低血容量、低钠、低蛋白血症，体重增加 4.5kg 以上
	Ⅵ级	产生血栓，低钠、高钾、少尿、无尿，电解质紊乱，腹水、胸水加重，心慌、呼吸困难、肾衰、肝功障碍、休克

（二）高雄激素血症（Hyperandrogenism）

50%以上的 PCOS 患者有高雄激素血症。

1. PCOS 患者高雄激素血症的发病机制

PCOS 患者的 LH 增多，刺激卵泡膜细胞的雄烯二酮（A_2）和睾酮（T）合成限速酶的活性，致雄激素增多，同时伴有来自肾上腺皮质的脱氢表雄酮（DHEA）、硫酸脱氢表雄酮（DHEA - S）增多，因雄激素水平增高，抑制肝产生性激素结合蛋白（SHBG），故游离睾酮（FT）亦处于高水平。雄激素使卵巢基质增生，加速卵泡闭锁，导致多囊卵巢无排卵，FT 增多使 T 和 A_2 在外周分别向双氢睾酮（DHT）和 E_1 转化增多，故产生痤疮或多毛，而 E_1 增多，E_1/E_2 值倒置，加大了无周期性高雌激素环境，进一步反馈性地增强下丘脑 - 垂体的 LH 分泌，形成恶性循环。

2. 高雄激素血症的临床表征

（1）LH 升高，LH/FSH > 2，FSH 正常或偏低；总雄激素增多，T > 80ng/dl；E_1/E_2 值倒置，E_1 相当于卵泡中期的水平而 E_2 相当于卵泡早期的水平。

（2）卵泡不能发育成熟，不排卵、不孕，卵泡停滞在募集阶段的多囊状态。

（3）多毛，以阴毛浓呈正三角分布，乳晕有长毛为主，亦有眉毛、腋毛、前臂、小腿多毛浓密者。

（4）痤疮，为毛囊皮脂腺慢性炎症，主要见于青春期皮脂腺增生，皮脂增多；成年人皮肤粗糙，毛孔粗大。症状重，持续时间长，顽固难治。

（5）黑棘皮症，颈腋下或腹股沟局部皮肤呈灰棕色、增生或疣状改变。

（6）肥胖，BMI≥23 为超重，≥25 为肥胖。

3. 鉴别诊断

（1）库欣综合征

小剂量地塞米松用后皮质醇下降 50%（< 195nmol/L）可排除库欣综

合征，如皮质醇 >390nmol/L 且无引起假阳性因素存在，则考虑是该病。

（2）先天性肾上腺皮质增生

为常染色体隐性遗传病，出生时有外生殖器异常，第二性征有不同程度的男性化，但其染色体为46，XX，性腺为卵巢，正常女性内生殖器。

少数迟发性患者在青春期后出现多毛、月经稀发，但无明显性器畸形。血清 T、A_2 升高，皮质醇正常，17α－羟孕酮升高（>9.1nmol/L），虽也有正常者，但 ACTH 兴奋试验均异常，如果 ACTH 兴奋试验后 17α－羟孕酮 >318nmol/L 则为迟发性肾上腺皮质增生。

（3）卵巢男性化肿瘤

表现为明显男性化，闭经、不孕。血清 T、A_2 升高（T >7nmol/L，A_2 >21nmol/L）。B 超可见肿瘤，常为睾丸母细胞瘤、类固醇细胞瘤，少见颗粒细胞卵泡膜细胞瘤。

（4）卵泡膜细胞增生症

组织病理学上类似于 PCOS，但在卵巢间质中有弥散性黄素化卵泡膜细胞小岛，致分泌过多的 T 值，卵泡数量比 PCOS 少，原始卵泡由于脂肪变化而退化，间质增生多，卵巢更加实性。

4．治疗

治疗高雄激素血症的药物主要有口服避孕药（OCP），地塞米松类、GnRH、螺内酯（表4－2）。

（1）OCP 可抑制 LH，降低 T、DHEA－S，明显降低血浆中 T 的活性。常用的 OCP 有醋酸环丙氯地孕酮、妈富隆、达因－35、米非司酮。

醋酸环丙氯地孕酮（Cyproterone Acetate，CPA）竞争性地抑制 T、DHT 与受体的结合，抑制 GnRH，增加 T 的代谢清除率，减少血液中 T 浓度。由于具有高效和长效孕激素作用，可储存于脂肪中缓慢释放。在周期的早期开始使用为宜，50～100mg/d×5～14d/月经周期，或 50～100mg＋炔雌醇（EE）50μg，qd×5～25d，卵泡期 50～100mg/d×10d 可抑制多毛。副作用有乏力、恶心、头晕头痛、性欲下降、发胖、子宫出血，控制用量以减轻副作用。

妈富隆每片含炔雌醇 30μg，地素高诺酮 150μg，后者为新一代的孕酮类，无 T 的活性，很少发胖，对代谢影响小可长期服用。每日 1 片×21d 可抑制 T，减少多毛，停药 7d 再开始下一周期。

达因－35 可抑制卵巢对 LH 的依赖，使 T 下降。1 片/d×21d，停药 7d 后不论出血与否均可开始下一疗程。

米非司酮可预防内膜过度增殖，2mg/d×30d。

（2）地塞米松主要治疗肾上腺来源的高 T。剂量为 0.25mg/d，每日一次，持续4个月，以后增至0.25mg，每日两次。在晚间服药可抑制ACTH在夜间的分泌。但要防止垂体－肾上腺功能不足导致的类库欣征。小儿及青春期不宜应用。

（3）GnRH 主要治疗卵泡膜细胞增殖症。持续给予GnRH可抑制卵巢甾体激素，T及多毛，减少痤疮及皮脂溢，用Nafarelin滴鼻1000μg/日或Buserelin 200mg皮下注射，每日一次，12～14天降低雌激素至正常水平。

（4）螺内酯（spironolactone，安替索通）　抑制5α还原酶活性，干扰DHT及其受体间之相互作用，还有弱孕激素作用，可使血中T及DHT下降，但不抑制GnRH。安全有效剂量最低为50mg/d，最大为200mg/d。副作用有多尿、口渴、月经不调、乳胀。因可使男胎女性化，服药期应避孕。

（5）其他　氟他胺（Flutamide）为非甾体抗T药，对DHEA的抑制作用最好，可改善多毛、痤疮、皮肤多油等症状。与螺内酯合用效更佳，Flutamide 250mg，每日2次，与口服避孕药合用7个月。

表4－2　临床常用治疗高雄血症的药物

药剂	剂量	生物效应	说明
螺内酯（spironolaetone）	75～100mg/d（分两次服）	雄激素受体阻滞剂，拮抗雄激素活性	多饮水可减少不良反应，＞200mg/d时会引起月经过频
西米替丁（Cimetidine）	800mg tid	雄激素受体阻滞剂	大剂量才有效，不良反应小
地塞米松（Dex）	开始0.25mg/d，必要时4个月后增至0.25mg bid	抑制卵巢雄激素	正确使用无不良反应，可恢复排卵
口服避孕药（OC）	常规剂量	抑制卵巢雄激素	高孕激素片可用于抑制卵巢雄激素，低孕激素片用于避孕或维持月经周期
GnRH－a	1mg/d，皮下注射	抑制卵巢雄激素	当OC不宜用时或与OC联合应用，但不宜太长时间应用
二甲双胍（metformin）	500～850mg/d或400mg bid×6个月	降低INS水平提高INS敏感性	IR、高雄症可随INS下降而改善
氟他胺（Flutamide）	250mg bid	非甾体的抗雄制剂，改善痤疮及皮肤多油	对DHEA－S抑制最明显，与螺内酯合用效果最好

续表

药剂	剂量	生物效应	说明
环丙氯地孕酮（CPA）	50～100mg/d＋50μg 乙炔雌二醇	活性强，可抗雄激素，与雌激素联用对多毛有效	相当于高孕酮OC，对多毛、痤疮有效，久服会抑郁，体重增加

摘自　张丽群：临床生殖内分泌与不孕症

病例一　马某某，29岁，婚后5年，不孕，月经稀发7～15天/2个月～6个月，丈夫精液常规分析（SFA）正常。曾在多个医院诊断为多囊卵巢。输卵管通液，促排卵等方法治疗两年，未见成熟卵泡和排卵。

2007年8月至本院检查，D3 LH 10mIU/ml，FSH 5mIU/ml，T 86ng/dl。诊断为PCOS高雄激素血症。

用OCP撤血后，

［第一疗程］Cetrolid/HMG/HCG。卵泡成熟、排卵，未孕。

［第二疗程］GnRHa/HMG/HCG。（2007年9月27日始）

D2～D10　阿拉瑞林（alarelin）150μg

D3～D7　CC 50mg

D6，D8，D10　HMG 150～225U

D10　B超：卵泡0.9～1.2cm者十数个，1.3cm×1.5cm者3～4个。
处理：HMG停用。

D12　检查：1cm左右的卵泡10～20个，1.5～1.7cm卵泡4～5个，CMS≥10分，血 E_2 380mIU/ml，LH 10mIU/ml。
处理：肌注HCG 8000U，准备穿刺。

D13　经阴道穿刺5个大卵泡（18～20mm），当时做腹腔内人工授精术。

［复诊及处理］

2007年11月6日　B超：右下腹少量液性区，双卵巢增大，左卵巢内卵泡最大者43mm×28mm，右卵巢最大卵泡32mm×25mm。

2007年11月13日　诉腹胀、腹部微痛，查尿妊娠（＋），可能受孕，并诊断OHSS，嘱住院。入院当日查体温、心率、血压正常，BP 115/78mmHg，心、肝、脾（－），腹部移动性浊音（＋），监测血常规、腹围、出入量，安静卧床，扩容治疗。

入院后腹部膨胀，日益增大，腹围由87cm增大至92cm，尿量由950ml减少至350ml/d。

2007年11月22日　血生化指标异常：Na^+ 132.1mmol/L，Ca^{2+} 1.96mmol/L，阳离子间隙5.3mmol/L，总蛋白48.629g/L，白蛋白26.509g/L，总胆红素4.1μmol/L，胆碱酯酶2502U/L，血红蛋白105g/L，红血球压积0.325，红血球平均体积78.7，平均血红蛋白量25.4pg/ml，谷丙转氨酶73.1U/L，谷草转氨酶126.5U/L，白细胞13.09×10^9/L，血小板523×10^9/L，纤维蛋白原759mg/dl，血β-HCG 543.14mIU/ml，P >40.0ng/ml。

2007年11月27日　β-HCG 2081mIU/ml，P >40ng/ml，示可能多胎妊娠。

2007年12月3日　β-HCG 8917mIU/ml，纤维蛋白原842mg/dl，凝血酶原时间10.6，示血浓缩，低血容量，低蛋白血症。

2007年12月4日　第三次放腹水，放水量6300ml，白蛋白输注。B超见3胎，鼓励患者活动。

2007年12月14日　情况好转，出量1000ml，入量1200ml。

2007年12月16日　诉右颈不适，进食痛重。检查右侧颈部肿大压痛、双肺正常、T.P.R正常。行颈部彩超检查：右颈外静脉、锁骨下静脉、头臂静脉实性回声充填。诊断为血栓形成，病情危重。征得家属同意用尿激酶、低分子肝素、川青进行溶栓、抗凝治疗。

2007年12月20日　右颈疼痛减轻，肿胀消退，活动度增大，停川青。

2007年12月23日　右颈疼痛消失、肿胀消退。但出现少量阴道流血。精神睡眠正常。双肺（-），停抗凝溶栓药物。

2007年12月26日　给予黄体酮保胎。B超胎儿发育正常。

2008年1月15日　出院。

2008年4月28日　追访：妊娠已近6个月，保留三胞胎不减胎。产前诊断，未发现异常。

【病例分析】

患者诊断为PCOS高雄激素血症。经国产GnRH-a短方案促排卵治疗后，卵泡成熟，穿刺并人工授精受孕，但并发重度OHSS伴多胎妊娠。血浓缩，在治疗中卧床整月，未活动，继发右侧颈、臂、锁骨下静脉血栓形成，病情危重。

由于早孕期中溶血栓治疗可能导致流产、出血、胎儿畸形，而且一旦栓子脱落导致相应脏器“栓塞”，危及生命，因此在征求家属及病人

同意后溶栓治疗。目前尚未发现相关的副作用。

尿激酶被 FDA 定为 B 级妊娠安全性，尚未见有关孕妇用药后的报道。川青在孕期与哺乳用药尚无定论。

本病例用比较安全的尿激酶溶栓、川青去聚，疗效良好。患者要求保留三胞胎，追访至妊娠 6 个月，未发现异常。

病例二 陈某某，27 岁，诉闭经、不孕已 10 多年，要求生育。

全身体检及妇科检查正常，血化常规正常，输卵管通液通畅，丈夫 SFA 正常。

孕酮撤血（+），周期 D3 激素六项：FSH 7.46mIU/L，LH 7.40mIU/L，PRL 6.92μg/L，E_2 37pg/ml，P 0.59ng/ml，T 97.95ng/dl。B 超：子宫 4.4cm × 2.2cm × 3.3cm，Em 0.5cm，两侧卵巢直径3.8 ~ 4.5cm，多个小卵泡，先后两个周期激素基值 T 增高，分别为 97.95ng/dl，87.62ng/dl。

诊断：PCOS，高雄激素血症

［第一疗程］泼尼松/HMG

泼尼松 5mg/d × 10d，HMG 150U，分别在 D9，D10，D11，D13 使用，每日 2 支，共用 8 支。

D14 卵监：卵泡发育，两侧各有一个 1.4cm 及 1.3cm 的大卵泡和 10 个小卵泡。E_2 > 1000pg/ml，LH 8.42mIU/L，P 0.41ng/dl。

D17 卵监：左卵巢 FD 1.6cm × 1.1cm，右卵巢 FD 1.7cm × 1.4cm，Em 0.8cm，但 E_2 下降至 852pg/ml，LH 降至 3.24mIU/L，未用 HCG。经阴道穿刺 7 个卵泡。

D21 卵泡继续增大至 2.7 ~ 3.2cm。

D28 卵泡数十个最大直径 3 ~ 4cm，E_2 251pg/ml，LH 3.21mIU/L，P 3.04ng/dl。

D30 卵泡缩小至 1.2 ~ 1.4cm，E_2 28pg/ml，LH 1.66mIU/L，P 0.66ng/dl。诊断：LUFS，OHSS 轻度。

［第二疗程］alarelin/HMG/二甲双胍

alarelin 150μg，HMG 150U 肌肉注射（D6，D8，D10），二甲双胍 500mg Bid

D9 R - FD 10mm × 9mm × 8mm，L - FD 12mm × 11mm × 10mm，Em 5.8mm。

D11　ROV. 54mm×32mm，FD 15mm×13mm，LOV. 55mm×37mm，FD 16mm×12mm，Em 10mm，盆腔液 10mm。

D15　R－FD 20mm×16mm，L－FD 19mm×13mm，Em 12mm。FSH 9. 21mIU/ml，LH 4. 67mIU/ml，E_2 >1000pg/ml，P 0. 30ng/ml，未注 HCG。

D18　卵泡萎缩塌陷，直径 12～14mm

［第三疗程］

诉停经三个月，给予 Climen 一疗程。

［复诊及处理］

D3　血　E_2 50pg/ml，P 0. 5ng/ml，T 67ng/dl，PRL 21ng/ml，LH 5. 62mIU/ml，FSH 7. 16mIU/ml。

处理：D5　Letozole 2. 5mg/d×5d，D10　HMG 75U qod。

D14　卵监 LFD 17mm，Em 7mm，血 E_2 286pg/ml，P 0. 76ng/ml，LH 6. 84mIU/ml。

处理：HCG 10000U，肌注。

D24　β－HCG 47mIU/ml，P 26ng/ml。

D35　β－HCG 11834mIU/ml，P 36ng/ml。

于孕 20 周检查胎儿发育正常。

【病例分析】

1. 该患者非本院收治。为 PCOS 高雄激素血症，诊断明确。但是随诊不及时，治疗不规范。第一疗程应当对症治疗，建议首先用达因－35 2～4 个周期降低高雄激素，调节性腺轴内环境。

2. E_2 量与卵泡数量正相关，而非与卵泡大小相关。PCOS 患者在促排卵过程中因卵泡过多，必然产生大量雌激素。

患者第一疗程 D14 卵泡 14mm，E_2 >1000pg/ml，LH 8. 42mIU/ml，D17 卵泡增大，E_2 及 LH 降低是停用 HMG 所致，虽穿刺 7 个大卵泡，其余卵泡仍继续增大以致 OHSS、LUFS，治疗方案建议以 GnRH－a 取代 HCG 促卵泡成熟排卵并抑制剩余卵泡发育。

3. 第三疗程用 Letrozole 处置得当，排卵受孕。

（三）高催乳素血症（Hyperprolactinemia，HPRLE）

催乳素（PRL）是一种蛋白激素，分子量为 21～500 道尔顿，具有四级结构。中枢神经系统与下丘脑通过泌乳抑制因子（PIF）和泌乳释放因子

(PRF) 对 PRL 起双向调节，而又以 PIF 占优势。

1. PCOS 患者高催乳素血症的发病机制

PCOS 患者兼有高雌激素状态，继发于雌激素的刺激，PRL 分泌细胞的敏感性提高，因肾上腺上有 PRL 受体，PRL 升高刺激肾上腺细胞分泌雄激素，故 PCOS 者常见 PRL 升高，睾酮和脱氢表雄酮亦增高。

2. 高催乳素血症的诊断

在以下检查后，如血 PRL > 30ng/ml（或 > 880mIU/L 时），可确诊。

(1) 除外垂体肿瘤如微腺瘤增生等；

(2) 查 TSH、TRH 有无甲低症状；

(3) 查肾功有无慢性肾衰；

(4) 查胰岛素、血糖有无 IR 除外 HIE；

(5) 查调钙素、骨代谢有无骨质疏松症；

(6) 详细询问有无服用抗抑郁症药物及多巴胺抑制剂，有无乳头吸吮按摩、手术等。

3. 高催乳素血症（HPRLE）的临床表现

(1) 月经失调占 85%，包括继发性闭经、少经、月经稀发，无排卵，黄体功能不全等。

(2) 异常泌乳占 70% ~98%，PRL 与泌乳不成正比，即有泌乳不一定 PRL 升高，而 PRL 升高者不一定泌乳。

(3) 低雌激素状态，如阴道干燥、分泌物少，性欲降低，病程长者可有更年期样症状，骨质疏松。

(4) 体重增加、体毛增多、嗜睡，合并甲低者头昏、畏寒、注意力不集中等。

(5) 垂体瘤样症状，肢端肥大等。

4. 高催乳素血症的治疗

(1) 溴隐亭（CB154）是治疗 HPRLE 的首选药物，使 80% PRL 下降。持续作用 8 ~ 12h，于 6 ~ 8 周后可出现排卵月经，甚至受孕。开始剂量 1.25mg/d，逐渐加量至 2.5mg Bid，最高达 7.5mg/d。用药初可出现不良反应，如恶心呕吐、头痛、眩晕、体位性休克等，大多 1 周后消失。如反应严重可经阴道或直肠给药。

(2) 谱果宁（又称喹高利特 CV205 - 502）是一种新的非麦角衍生物，为多巴胺激动剂，作用较 CB154 强，效果维持时间较长，每日给药一次，副作用少。开始 75μg/d 逐渐加至 100μg/d，睡前服用。以后根据 PRL 水平增减，最大剂量可至 800μg/d。副作用有恶心、头痛、低血压等，一旦妊娠应停药。

（3）卡麦角林（Cabergoline，商品名 Dostimex）对多巴胺 D2 受体有高度亲和力和选择力，血浆半衰期约 65h，可 1~2 周服用一次，适用于对溴隐亭不能耐受者。不良反应较小，主张剂量为 0.5mg/w 一次，90% 以上的月经可恢复或受孕，40% 患者恶心眩晕，但仅 3% 不能耐受。最大剂量可至 1mg/w。

（4）维生素 B_6 能增效多巴胺，使 PRL 降低，可长期服用。常规用量 200~600mg/d，在 PRL 正常后仍无排卵者可用 CC/HMG/HCG，可的松、甲状腺素等。

（5）有报道用左旋多巴胺，利用其在体内变为多巴胺以抑制 PRL，比 CB154 价廉而易得，治疗闭经溢乳获疗效。

（四）胰岛素抵抗（IR）及高胰岛素血症（Hyperinsulinemia）

1980 年 Burghan 报道约 50%~70% 的 PCOS 患者存在 IR。卵巢是胰岛素（INS）作用的另一重要靶器官，INS 在调节卵巢功能上起着重要作用，PCOS 患者发生 IR 可能与卵巢细胞表面 INS 受体数目减少有关。PCOS 卵泡发育障碍的基本表现为卵泡募集数目增多，卵泡处在较早期的窦前阶段，表现为初级和次级募集的数量增多，卵泡非闭锁（Atreia）或凋亡（Apoptosis）而是停滞（Arrest），卵泡选择及优势化受阻，发育中途停滞。不排卵的机制不在垂体而主要是卵巢内单个卵泡对 FSH 刺激的敏感性明显增高，使颗粒细胞合成过多的雌激素，达到正常合成量的 6~10 倍；过高的雌激素使 FSH 降低到不足以引起正常卵泡优势化发育，停滞在募集后的多个小卵泡阶段，卵泡老化。加之 LH 使卵泡颗粒细胞的增殖停止，卵巢呈多滤泡改变而增大。因此，高 INS 血症和 IR 不仅是 PCOS 的重要生化特征，而且可能是 PCOS 发生的主要病理生理基础。

PCOS 患者无论肥胖与否都可能有 IR，其发生率约占 33.5%，但肥胖会加重 IR 发病率。肥胖呈腹部型，（腰围/臀围 >0.85）IR 发生率约为 37%~44%。

黑棘皮症可视为 IR 的标志。皮肤局部呈赤棕色，增生软化或疣性改变，分布在颈、腋或腹股沟，呈大小不一的片状。

IR 时血糖利用障碍，过多的血糖成为肝脏合成内源性甘油三酯（TG）的底物，INS 依赖性脂蛋白酶活性下降，血 TG 的降解及组织利用减少，故肥胖的 PCOS 患者，从青春期发现 PCOS 到成年（30 岁）其糖耐量受损和糖尿病占 25%~35%，与青春期未得到治疗有关。青春期的 PCOS 与 IR 被认为“成年代谢综合征”，与遗传因素有关。

1. PCOS 患者高胰岛素血症的发病机制

可能因患者细胞表面的 INS 受体数目减少。INS 主要调节糖代谢，蛋白代谢及脂肪代谢。如器官组织如肌细胞等，因 INS 受体减少，摄取葡萄糖的效能下降，为维持正常的血糖水平胰腺 β 细胞代偿性分泌增加，形成代偿性高 INS 血症，即 IR。当 IR 持续到一定程度，胰腺 β 细胞分泌消耗性下降，导致显性糖尿病发生。

PCOS 患者存在 IR，引起高胰岛素血症及高雄激素血症，因此，IR 是 PCOS 的病理生理改变中的重要因素，成为 PCOS 的重要发病原因。

2. IR 简易测定法

（1）测定空腹和餐后葡萄糖及胰岛素，从而区别糖耐量受损（IGT）和糖尿病。清晨空腹口服 100g 葡萄糖后 2h 测血糖（mg/dl）与 INS（μIU/ml），即 2 小时的口服葡萄糖耐量试验（OGTT），IGT 是糖尿病的危险因素，尤其是女性。BMI 30Kg/m^2 的肥胖者通过 OGTT 诊断 IGT 和糖尿病的几率比正常人高，因此用 OGTT 对 PCOS 肥胖病人的诊断必须谨慎。

（2）空腹胰岛素（Io）超过 30μIU/ml，提示 IR，最适用于 β 细胞和肝功正常的 INS 敏感缺陷者。

（3）空腹血糖（Go）与空腹胰岛素比值 Go/Io≤4.5 提示 IR，值越小，IR 越严重。必须注意高血糖症（Go>6.1mmol/L）会影响 Go/Io 值及空腹 INS 值。

（4）稳定模型评估（Homeostatic Model Assessment，HOMA）：Io（μIU/ml）× Go（mg/dl）/22.5>3.8 为 IR。

但是，目前对 PCOS 患者的 IR 测定还存在下面的问题：

（1）缺乏诊断 PCOS 和正常 INS 敏感性的统一标准。

（2）种族和遗传多态性。

（3）肥胖、压力和年龄的干扰因素。

（4）简化的 IR 测定方法能否精确指导治疗、反映远期疗效，尚无定论。

3. 高胰岛素血症的治疗

（1）肥胖者低热量饮食，加强运动，改善 INS 敏感性。当体重减轻 8%～10% 时，能使 T 和 INS 下降，自然恢复月经周期，甚至有自然受孕者。

（2）服用二甲双胍 500mg 每天一次或两次，3～6 个月为一疗程。二甲双胍抑制小肠吸收葡萄糖，增加肌肉等外周组织对 INS 的敏感，但对胰腺 β 细胞分泌无直接作用。

（3）曲格列酮可直接增加肌肉、脂肪及肝对 INS 的敏感性，40%～50% 患者恢复月经，但须加用促排卵药才能受孕，对胎儿无不良影响。

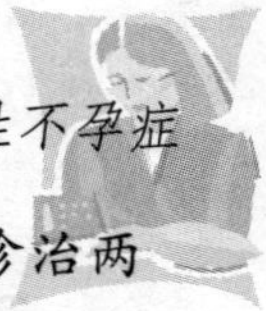

病例　何某，28 岁，闭经 5 年，不孕，肥胖。曾在多医院诊治两年，输卵管通畅，可疑胰岛素抵抗，曾间断用促排卵治疗，未受孕。1996 年再次闭经半年，要求治疗。

孕酮撤血试验（+）后 D3 查 LH 12.2mIU/ml，FSH 5.34mIU/ml，PRL 8.5ng/ml，E_2 80pg/ml，P 1.07ng/ml，T 78.2ng/dl，BMI≥35，Go 4.8mg/dl，Io 30μIU/ml。

诊断：PCOS、IR。

治疗方案：调节饮食，二甲双胍/CC/HMG/HCG。

第一个月　卵泡明显增长，取消 HMG 及 HCG，给予孕酮撤血。

嘱加强锻炼，要求体重减轻在 10 斤左右

第 2～3 个月　二甲双胍及 Clomiphene，月经自然来潮

第 4 个月　受孕。

［追踪］1997 年剖腹产一男婴，发育正常。

【病例分析】

1. 本病例 LH/FSH＞1，T＞75ng/dl，Io＝30nIU/ml，BMI≥35，诊断为 PCOS，IR。

2. Clomiphene 和二甲双胍合用可提高患者的受孕率。自孕前直至整个孕期使用二甲双胍降低循环血中血浆纤溶酶原活化物抑制剂的水平，防止流产，使妊娠进行至足月，胎婴儿发育正常。

第二节　黄体功能不良
（Luteal Phase Defect，LPD）

黄体功能不良（LPD）包括两类：①黄体期过短（SLP），即黄体期少于 10d。②黄体功能不全（ILP），即黄体期可达 12～16d，但分泌的孕激素过少或内膜对孕激素的反应不良。SLP 与 ILP 均可造成①亚临床型流产（Subclinical Abortion），即在平时月经期因受精卵与内膜发育不同步而消亡，与月经血同时流出，临床不易发现，据报告发生率可达 60%；②早期流产，即于受孕 12 周内流产；③晚期流产，即妊娠 20～22 周内流产。

在 LPD 的发生中，生育期妇女占 3%～10%，不孕妇女占 3.5%～10%，习惯性流产占 20%～60%，促排卵治疗（氯芪酚，HMG/HCG 方案）占 50%。

一、发病机制

1. 年龄因素：超过35岁者常发生LPD，主要由于卵泡发育不良，卵泡期长；有时受外界环境，剧烈运动，情绪波动及慢性病影响。

2. GnRH - Gn分泌异常：当GnRH - Gn释放节律异常时，会引起FSH不足，排卵期LH峰降低，黄体期LH分泌不足，致子宫内膜组织时相与性激素分泌时相不同步。

3. 前列腺素分泌异常：常见于子宫内膜异位症者。因子宫内膜总前列腺素分泌增加，引起子宫内膜血管舒缩障碍而出血。前列腺素增多使黄体溶解，过早萎缩，P生成降低而致LPD。

4. PCOS：PCOS时的PRL增高干扰卵巢性激素合成酶功能，改变LH的分泌频率及振幅致排卵障碍、卵泡发育不正常。有报道LPD患者中70%患高泌乳素血症，而高泌乳素血症中发生LPD者占15%～25%。

PCOS的高雄激素血症也是因为GnRH - Gn分泌异常，排卵及性激素分泌不足而致LPD。

5. 促排卵药物：如CC、HMG、rFSH、HCG均可引起性激素分泌与子宫内膜组织反应不同步，或引起子宫内膜组织的雌激素受体（ER）、孕激素受体（PR）含量功能异常，抑制ER生成，降调PR功能导致LPD，子宫内膜分泌化不足，或黄体溶解，所以在促排卵治疗中，于排卵受精后尽早补充孕酮以免流产。

6. 子宫内膜异位症：子宫内膜异位症患者盆腔病灶使颗粒细胞的LH受体水平低，影响LH峰值，使P值出现时间与比值异常，卵泡延迟，P值降低；或因粘连致排卵障碍，所以子宫内膜异位症时LPD与LUF发生率增高。

二、临床表现

1. 黄体期缩短：黄体期少于12d。由于黄体过早退化引起周期缩短，月经频发、经前出血或经期延长，经血过多，不孕或反复性流产。内膜呈不规则性成熟或分泌化不全。

2. 黄体萎缩不全：正常黄体完全退化时间为3～5d，如超过7d可引起内膜不规则剥落。表现为经前出血、经期延长，月经过多，淋漓不止和贫血。与黄体期缩短可单独出现也可同时出现。

3. 排卵期出血：也称经间期出血。常伴排卵痛，是因月经中期雌二醇高峰突然下降引起内膜突破性出血；血量少，持续12d，伴下腹痛。个别可淋漓出血直至经期，形成假性频发月经。

经间期出血发生率可多至50%，排卵痛约为20%，两者同时发生约20%，多见于35岁以上者，子宫后屈，慢性盆腔炎，盆腔淤血症，子宫内膜异位症及带节育环者。

三、临床诊断

1. 基础体温（BBT）特征：双相，但黄体期短，移行期 >3d，温差 < 0.3℃，温幅 >0.2℃。

2. 内膜活检（Biopsy）：取内膜的时间依检查目的而定。

应于月经来潮第5天行刮宫，以宫体部内膜为重点，病理报告为不规则脱落型内膜，即退化分泌期子宫内膜和新生性子宫内膜同时存在者，提示黄体萎缩不全；病理报告为分泌化不良型，提示孕酮分泌不足。

在周期D21～D23或D25取内膜，因LPD患者内膜受体结合位点比正常者低25%，故无论孕酮水平是否正常，其内膜反应均不成熟，镜下见腺管稀疏，内膜薄，成熟度比正常相差2d以上。称为期外子宫内膜组织类型，包括：①延缓型：晚于预期理论组织相差2d以上；②超前型：较预期理论组织提前2d以上；③分离型：腺体和间质的组织不相一致，多表现为腺体分泌不良；④特异型：即呈A－S反应（Arias－Stell Reaction）和内膜不规则剥落型。

子宫内膜组织时相与治疗预后相关。血清孕酮和子宫内膜活检联合诊断LPD的准确率为75%，以排卵检测指导子宫内膜活检诊断LPD的准确率可达89%。

3. 测定激素

（1）在增生末期或排卵前期测血孕酮值

P≤0.9ng/ml（8nmol/L）为内膜分泌相的最低有效浓度。

当P≥95nmol/L时，因P值升高导致卵泡过早黄素化，不利于卵子发育成熟，内膜过早分泌相亦改变内膜的可容性，使植入窗提前关闭不利于孕卵植入，导致亚临床型或早期流产，不孕不育。

黄体期P >5ng/ml提示已排卵，黄体期LH峰后4、7、10天或经前4、6、8三天之和 >48ng/ml，或三者均数 >15ng/ml为正常，故黄体中期P≤10ng/ml为LPD。

（2）Gn及其他性激素测定

LPD患者的LH及FSH均低于正常，故P、E也低于正常，而T、PRL均高于正常。尤以PRL高于25ng/ml时LPD的发生率达15%～25%（表4－3）。

表 4-3 正常人与 LPD 患者的激素水平比较

	LH（IU/L）	FSH（μg/L）	PRL（ng/ml）	T（ng/dl）
正常人	12.3	1.6	<21	<4
LPD	11.2	1.33	>21	>4

4. 超声监测：卵泡发育与排卵与否，一般在排卵期卵泡比正常者略小，排卵后消失或萎缩，须排除 LUFS。

四、治疗

1. 未婚及已生育者以止血调经为目的，宜用低剂量的联合型雌孕激素合剂，如妈富隆、敏定偶、克龄蒙等。

2. 年龄超过 35 岁者用雌孕激素连续序贯法，倍美盈（premarin）0.625mg/d×14d，继以 premarin 0.625mg + MPA 5mg ×14d，或倍美安联合连续法即 premarin 0.625mg + MPA 42.5mg q.d×21d。

3. 要求生育者遵循个体化制定促排卵方案：包括 CC/HCG、CC/HMG/HCG、CC/FSH + HMG/HCG、GnRH - a/HMG/HCG、CB154 等，但在排卵后须补充孕酮或 HCG，以免流产。

4. 孕激素补充法：于排卵后或 BBT 上升后第 3 天开始，孕酮 10~20mg/d，直至月经来潮，若受孕则持续用药至 10~12 周，一般在妊娠 6 周前补充黄体酮。若超过孕 6 周再用药，为时已晚，对于习惯性流产（RSA）应补充至 12~20 周。

黄体酮栓 25mg/枚，阴道坐药每日两次。长效孕酮（已酸孕酮）250mg 肌肉注射，每周一次。孕酮的疗效以黄体酮凝胶阴道坐药最好，维持时间最长；其次为注射黄体酮；口服药效最差。

5. HCG 补充法：超声监测卵泡成熟（FD≥18mm）后一次注射 HCG 5000~10000U，于排卵后 4d、6d、8d、10d 注射 HCG 2000U 辅助黄体功能。HCG 在血浆中第一个半衰期约 6h，第二个半衰期缓慢为 24h，因此一次注射 HCG 10000U 足以维持黄体功能直至妊娠，在黄体期查血 P>5ng/ml 为已排卵，受精 1 周查血 HCG>5mIU/ml 确认妊娠，故认为在排卵期已用过 HCG 10000U 补充黄体功能者，仅需于排卵后 BBT 升高第三天开始用孕酮，直至确认受孕后，然后再视 P 值及血 HCG 值再加用 HCG 为宜。

6. 针对高泌乳素血症和高雄激素血症引起的 LPD 则分别用 CB154 和泼尼松或地塞米松治疗。

五、预后

1. 通过活检明确诊断，除外肿瘤后对于止血调经的疗效可靠而见效快。

2. 不同治疗方法的妊娠率（表4－4）

表4－4　不同治疗方法的妊娠率比较

不同给药配伍				妊娠率（%）
孕酮	CC	HCG	CB154	
√				46~56
	√	√		91
√	√			91
	√			46~50
			√	62.5
	√		√	50

3. 子宫内膜活检结果与妊娠关系（表4－5）

表4－5　子宫内膜与妊娠率

子宫内膜状态	总孕率（%）	周期孕率（%）
内膜正常	25.4	7
迟缓型内膜	34	8.6
超前型内膜	16.7	2.1
分离型内膜	25	8.2
分泌不良型内膜	低	低

第三节　不破裂卵泡黄素化综合征

1975年Jewelewicz首次描述了不破裂卵泡黄素化综合征（Luteinized Unruptured Follicle Syndroms，LUFS），即卵泡发育而不破裂，卵未排出而有排卵的假象，即BBT双相，子宫内膜分泌相，血或尿孕酮水平增高，卵泡黄体化表现，是无排卵月经的一种特殊类型。

不孕症中约31%为LUFS，不孕原因就在于无排卵。卵泡代谢异常，P值低，不足以抑制内膜细胞的种植与生长，故常与子宫内膜异位症并存，同时引起子宫内膜的接纳异常。子宫内膜异位症患者LUFS的发生率为

18%~79%，在原因不明不孕症中占9%。LUFS的63%以上为盆腔因素所致。

一、发病机制

排卵期LH峰受损是导致LUFS的原因之一，还与中枢和局部的激素分泌紊乱，局部机械性因素有关。

排卵过程是由LH/FSH的峰状分泌所激发，且主要由LH峰所激发，LUFS时LH峰值偏低，LH日峰状分泌量不够，无法激发使卵泡壁被消化和破裂的生化、组织学变化：而P值在卵泡期的不适当升高说明卵泡有超前黄体化现象（有证明LUFS在排卵前两天P值显著高于正常），LH峰不足以使卵泡破裂和卵细胞释放，只能使颗粒细胞黄体化使其分泌孕激素临床上形成LUF。

LUFS的发病机制尚不清楚，可能与前列腺素有关，服用吲哚美辛后可产生LUFS，多囊卵巢综合征者常有LUFS，在促排卵方案治疗中即使卵泡发育成熟甚至用过HCG后仍可LUF，与精神过度紧张或卵巢皮层增厚有关。

1. 中枢性激素分泌紊乱

（1）CC诱发的LH峰不足将导致LUFS，或与月经中期LH峰分裂或多高峰分裂有关。

（2）CC/HMG/HCG促排卵方案中，发生LUFS者于注射HCG前其E、P、LH及FSH均与正常排卵者相似，但黄体中期P值明显降低。A_2及T值在注射HCG后48h上升但很快回到基础水平。

（3）最近认为CC促排卵周期导致的LUFS是与年龄相关的E水平下降所致。大龄患者使用CC后，E水平迅速上升，在周期D7~D8达高峰，然后下降，导致不排卵及卵子质量降低，因此，LUFS的发生可能是卵泡本身因素或卵泡期激素变化异常。激素变化的特点是FSH在卵泡早期、黄体期均高，排卵后下降需4~5d，LH峰低且较正常排卵者出现晚，E_2显著增多，排卵前E_2峰与LH同一天出现，PRL也增高，A_2升高。P值在卵泡期>0.9~1.0ng/ml，黄体期较低。

2. 局部内分泌紊乱

有报道发现LUFS者的腹腔液量及E_2与P浓度均较正常排卵者减少。

3. 局部机械性因素

子宫内膜异位症，盆腔炎症合并LUFS被认为是与卵巢粘连，使局部组织发生形态学变化，卵泡表面增厚是造成排卵障碍的原因。LUFS侧卵巢阻力指数在卵泡期及黄体期两侧无差别，而正常排卵侧其卵巢阻力指数低于非排卵侧。子宫内膜异位症患者盆腔多处有细小致密的粘连，也可能是患病腹腔液内激素水平、分子水平改变有关，有人发现卵巢手术后也会发生 LUFS，可能是与卵巢表面稀疏膜样粘连致使排卵障碍。

二、临床表现

LUFS 患者临床上无特殊表现，月经周期正常，BBT 双相，CMS 亦可正常。子宫内膜呈分泌相，但发育较迟缓，黄体期较短。激素变化特点：FSH 在卵泡早期及黄体期均高，LH 峰较低。排卵前 E：峰值与 LH 同一天出现（LH 早现）、P 较低，PRL 增高，A_2 升高。

三、临床诊断

（一）超声卵泡检测：是主要的诊断方法。

LUFS 卵泡发育的特点是卵泡期末增长迅速，E_2 也增高。至排卵期卵泡不破裂反而继续增大，在黄体期持续增大，有的可达 7 ~ 8cm，可至下次月经来潮前后 1 ~ 2d 萎缩消失。

超声动态观察可见卵泡增大快速，呈囊性，壁渐增厚而光滑，囊内回声由透声良好至透声差，呈稀疏散在的细弱光点。在排卵期 5d 内不破裂反而增大，从 18 ~ 25mm 增大到 30mm 左右，逐渐出现水波纹排列的强回声短线，最后可见大量线形强回声，呈网状。在下次月经来潮前持续增大的卵泡可突然萎缩消失，也可在 3 ~ 5d 中逐渐缩小而消失，在下次月经期不复存在。

（二）腹腔镜检

卵巢血体表面未见到排卵的裂孔或未见到血体，卵巢表面青灰色，可见红色均质的透明囊泡，无排卵斑。腹腔液量少，液中 P 值及 E 浓度显著低于正常。但有的盆腔粘连，包裹卵巢使卵泡不能排出卵细胞，或使卵细胞和卵泡液不能进入腹腔或输卵管，称为“假 LUFS”。

四、治疗

1. 促排卵法：CC/HCG。

2. 调整激素水平，用 OCP 抑制排卵，使 H – P – O 轴自然调整或小剂量 GnRH – a 长方案，防止 LH 早现，提高卵子质量。

3. 于卵泡成熟时适当做穿刺助排。

4. 针对病因治疗，如对子宫内膜异位症、盆腔粘连者进行治疗。月经净后排卵期前宫腔局部注入地塞米松或玻璃质酸酶及消炎药物，使盆腔粘连分解或吸收。

5. 中药治疗：化瘀促卵胶囊 桃仁，红花，鸡血藤，当归，益母草，五灵脂，香附，川断，郁金，菟丝子，桂枝，泽泻。每日三次，每次四粒，30 日为一疗程。

第四节 子宫内膜异位症

子宫内膜异位症（Endometriosis，EMT）是指被覆于宫腔的具有生长功能的子宫内膜组织出现在子宫基层、盆腔脏器及其他部位。

据报道育龄妇女子宫内膜异位症的发生率为 2% ~5%；不孕患者中子宫内膜异位症的发生率为 25% ~50%；子宫内膜异位症者不育的发生率为 30% ~50%；约 1/3 原因不明的不孕症患者在腹腔镜检发现子宫内膜异位症病灶。

一、EMT 的特点

1. 症状与体征和疾病的严重程度不成正比，病变广泛，形态多样，轻微无症状或形成严重的粘连。

2. 组织学上呈良性，但具增生、浸润、转移或复发等恶性行为。

3. 具激素依赖性，多发于育龄期，随绝经而症状消失。

二、EMT 不孕的机制

无论 EMT 的轻重，均影响受孕，降低受孕率，其机制为：

1. 内生殖器解剖学改变：子宫、卵巢、输卵管的粘连、变位，通畅性和功能异常是重要因素。解剖形态的改变影响内膜发育，精子获能，孕卵输送、着床及早期发育等过程的同步协调性。

2. 腹腔内环境的改变：腹水及各种毒性物质，细胞因子如巨噬细胞增多，炎性和免疫调节因子影响了生殖生理功能。

3. 排卵障碍：EMT 中无排卵率占 17% ~37%。

4. 内分泌紊乱：高泌乳素血症占 30% ~50%；TSH 增高约 2 倍；LUFS 与多发性不成熟卵泡黄素化（MILF）占 18% ~79%。

三、临床诊断

（一）根据临床症状做出初步诊断

1. 疼痛：有不同程度的疼痛，以痛经（Dysmenorrhea）为主，是渐进的继发性的，与病灶局部前列腺素增高有关。其他常见的疼痛为深部痛（DIP）、性交痛（Dyspareunia）、排便痛（Dyschezia）及慢性盆腔痛（CPP），EMT中80%患者有CPP，而CPP者中有80%是EMT所致。

2. 不孕：约50%EMT合并不孕，高于育龄健康妇女的7~10倍，原因不明性不孕症的子宫内膜异位症发生率为70%~80%。

3. 卵巢功能异常：月经紊乱；LUFS，LPD、相对性高泌乳素血症等。

4. 妇科检查：子宫后位，活动差；宫骶韧带、直肠子宫陷凹或后穹窿有触痛性结节或存在附件肥厚、包块、囊肿等。

（二）超声检查

以诊断卵巢巧克力囊肿为主。通过B超，在子宫后方或侧方可见囊肿，形态大小不一，其内为细小光点或不规则反射，包膜粗糙，可诊断为巧克力囊肿。如在子宫基层见回声不均，PI≥1.7，可能有子宫腺肌症。但早期EMT超声无特殊发现。

（三）子宫输卵管造影（HSG）

可诊断子宫腺肌症、腺肌瘤、盆腔粘连等。

子宫腺肌症可见内膜边缘不整，粗糙，碘剂入基层则呈蜂窝状大小不等的“龛影”；腺肌瘤可致子宫增大，宫腔扩张变形，输卵管扭曲堵塞、上举，子宫直肠窝填平抬高等现象，与炎性感染性盆腔粘连难以区分。

（四）血清学检查

1. CA125：是一种膜抗原，存在于体腔上皮化生组织（如子宫内膜，卵巢上皮等）的膜表面。作为肿瘤标记物，其敏感性较高，而特异性较低。

CA125主要来自分泌期子宫内膜，其所产生的CA125可代表内膜增生的活性，子宫内膜异位症患者的CA125是正常内膜细胞的2~4倍；但单独应用对早期子宫内膜异位症的诊断意义不大。卵巢表面上皮，盆腔腹膜都是由胚胎期具有高度化生可能的体腔上皮化生，这些上皮受到经血、炎症及卵巢激素的持续性刺激后使CA125增多，对诊断有价值。正常值<35U/ml，随子宫内膜异位症严重程度变化。

2. 抗子宫内膜抗体（AEMAb）：正常人的AEMAb（－）。血清中AEMAb是以子宫内膜为靶抗原，引起一系列免疫病理改变的自身抗体。AEMAb的产生是异位子宫内膜刺激机体免疫系统产生的自身抗体；主要成分是IgG，检测AEMAb有助于子宫内膜异位症的早期诊断，特异性的子宫内膜抗原能真实反映子宫内膜异位症的自身免疫变化。

据报道，AEMAb 与 CA125 联合诊断单纯卵巢巧克力囊肿的敏感性为48.83%，特异性可达 90.20%；诊断肌腺症的敏感性 66.31%，特异性90.20%。

（五）腹腔镜检查

是诊断 EMT 的金标准。镜下见到典型 EMT 病灶即可诊断，可疑病灶取活检可确诊。

1. 腹膜型（Peritoneal Endometriosis，PEM）

腹膜表面种植病灶，直径 2 ~ 5mm，有轻重不同的表现，具体如下：

早期病灶：清亮水泡状和粉红色点状病灶

活动性病灶：鲜红色火焰状或斑状病灶

典型活动性病灶：紫蓝色、棕色、暗褐色或黑色斑点、结节状病灶

陈旧不活动性病灶：疤痕形成，腹膜皱折，腹膜缺损，白色病变

2. 卵巢型（Ovarian Endometriosis，OEM）

卵巢内膜异位囊肿，大小不一，大者可达拳大，患侧卵巢粘连于子宫侧后方，囊肿表面光滑，包膜厚，张力大。常为双侧性，常粘连于子宫阔韧带。

3. 盆腔深部浸润型（Deep Infiltrating Endometriosis，DIE）

病灶深度大于 5mm 为重症，多发于子宫骶韧带、子宫直肠窝、阴道后穹窿、子宫纵隔。包括两种情况：一种位于子宫后壁与直肠粘连，形成缜密的部分或全部封闭子宫直肠窝，病灶位于粘连之下方；另一种在腹膜外子宫直肠阴道隔内，而子宫与直肠无明显病灶。

4. 子宫腺肌症与腺肌瘤（Adenomyosis，Adenomyoma）

内膜异位于子宫壁基层内，形同子宫肌瘤，但无包膜。

四、治疗

（一）EMT 不孕患者

1. 治疗原则应考虑患者意愿、年龄、病变程度和经济能力，制定相应治疗方案。

（1）消除或减轻疼痛，改善生育，避免复发。

（2）通过宫腹腔镜明确诊断，减免和消除病灶，分离粘连恢复输卵管功能。

2. 治疗方法包括药物止痛和促排卵助孕两种。

（1）年龄小于 35 岁，轻、中度 EMT，不伴有盆腔输卵管结构异常和其他不孕因素者：

① 药物止痛

奈普生（Naproxan）200～400mg/d，治痛经安全有效

乙酰胺基酸（Acetaminoplon）1000mg/d，分两次服用

布洛芬（Ibuprofen）200mg/d 或 Bid

酮洛芬（Ketoprofen）25～75mg/d

环氧化酶－2（COX－2）抑制剂，如伐他考昔 1.25～10mg Bid 或 40mg 顿服，30min 起效，持续 24h，不影响肾功能。

② 促排卵助孕：控制性促排卵结合宫内受精 COS/IUI（GnRH－a/FSH、HMG/HCG/IUI）不超过 3～5 个疗程，适用于轻、中度 EMT 患者；也适用于轻度的男性少、弱精症，宫颈因素，不明原因不孕或免疫性不孕及排卵障碍或配子运输障碍者。

半量或小剂量 GnRH－a（达菲林 2mg 或 0.1mg），于腹腔镜之后或黄体期开始。周期 D2 激素测定，B 超，半量 GnRH－a 经前一次，月经第 1、2 天一次。0.1mg GnRH－a 黄体中期 qd 或 qod，至月经期视卵泡增长情况直至卵泡成熟注射 HCG 排卵，继以黄体支持。

GnRH－a 促进卵泡生成，增加数量，预防过早黄素化提供足够数量和质量好的卵子以便 IUI，可提高受孕率。

（2）年龄大于 35 岁，病变重，粘连广泛致密，盆腔粘连病灶切除不彻底者，不孕时间超过 3 年，尤以原发性不孕者或 IUI 失败者，采用 COH/IVF－ET 治疗方案。

GnRH－a 预处理 2～3 个月，用诺雷德 3.6mg/月或抑那通 3.75mg/28d，预处理可提高助孕成功率，用药期间长短根据 EMT 严重程度及卵巢储备进行调整，末次用药后 28d 等 E_2 恢复至 30pg/ml 以上，不必等月经恢复可开始 uFSH 或 rFSH，视卵泡大小用量，至窦卵泡 8mm 时加用或改用 HMG 直至卵泡成熟，要求多个成熟卵泡注射 HCG 后 36h 取卵，按 IVF－ET 程序进行。

（二）EMT 反复性早期自然流产

EMT 患者不易受孕，受孕后又易流产，称为反复性早期自然流产（Early Recurrent or Repetitive Spontaneous Abortion，ERSA），发生率高达 33%。

1. 发病机制

异位的子宫内膜伴随逆流的经血及腹膜间质细胞，大量的巨噬细胞使腹腔液中 PG 量增多，干扰输卵管蠕动和卵子释放，PGF_2 具溶黄体作用，造成 LPD，子宫内膜容受性异常，致孕卵着床障碍。

2. 治疗原则

尽早证实受孕，在黄体中期查血 HCG 和 P。

3．治疗方法

卵子受精后6天绒毛细胞分泌HCG入血，查血P>5ng/ml，为已排卵，HCG>5mIU/ml为已受孕，如48h后复查HCG倍增即可确诊妊娠，予以黄体支持。

（1）黄体酮注射液40～60mg/d肌内注射，或地屈孕酮20mg Bid口服，至危险期后一个月。

（2）叶酸5mg/d，可减少RSA，至孕3个月。

（3）烯丙雌醇（多力妈）5～10mg/d增强绒毛活性，刺激内源性HCG增多，使胎盘功能正常化至3个月孕。

附一　魁北克会议提出的EMT五个最好的治疗

1．腹腔镜是最好的治疗
2．卵巢抑制是最好的治疗
3．三阶段治疗是最好的治疗
4．妊娠是最好的治疗
5．助孕技术是最好的治疗

附二　临床常用治疗EMT方案

一般在黄体中期用降调长方案

1．OC+GnRH－a重叠方案：适用于排卵正常，卵巢反应正常或高反应者

2．OC+GnRH－a减量方案：卵巢低反应者一线治疗方案

3．GnRH－a超长方案：适用于重症EMT子宫腺肌症、腺肌瘤、子宫肌瘤

4．Gn+GnRH－anta方案：适用于低反应者一线方案

5．其他CC+HMG方案：适用于FSH高或卵巢低反应三线方案

第五节　功能性下丘脑性无排卵

功能性下丘脑性无排卵（Functional Hypothalamic Anovulation）是指无明显器质性病变的妇女发生闭经，无排卵而不孕。低促性腺激素性性腺功能减退是指由于多种基因性或下丘脑发育不良或破坏性疾患如肿瘤、炎症、血管病变及外伤造成的闭经不孕等症。两者都对Gn的刺激反应不良，临床

上鉴别诊断困难。在理论上这种无排卵是可逆的，占继发性闭经的15%～35%。

通常，闭经的标准定义为未出现第二性征的14岁女孩和已有第二性征的16岁女性而无月经初潮者为原发性闭经；已建立规律月经周期的妇女停经6个月或月经稀少三个周期及以上称为继发性闭经，约占育龄妇女的1.5%～3%。据调查所有闭经的病人约2/3是由于下丘脑－垂体功能不良或内源性Gn抵抗引起的低雌激素所致。

一、功能性下丘脑性无排卵的发病机制

大多数患者有正常月经初潮和规律的月经周期史（26～30d），有的患者职业压力大，精神紧张，生活方式不良，过分强调运动，渴望身材苗条纤细；有的曾有感情纠纷，情绪波动史；有的有环境及人际关系调节不良，此类患者常合并低体重，饮食不节，感觉不安全或对某种事物过于敏感，但体检一般正常，有的则伴甲状腺肿大、非正常泌乳及高雄激素血症。

营养不良、体重缺失和无排卵是功能性下丘脑性无排卵特征性的临床综合征。而适量的脂肪对月经初潮的发生是关键性的；全身总脂量应至少占体重的17%以上，正常月经和规律排卵则要求全身脂肪至少应占体重的22%。

由于节食或运动、饥饿、慢性病导致GnRH分泌受损，影响体内雌激素水平。经常性强体力活动也常合并排卵及月经紊乱，如初潮延迟、月经稀发、闭经及黄体功能不良。运动影响内分泌的机制与饥饿相似，运动导致β内啡肽水平增加，影响LH脉冲的频率和幅度，持久的运动也引起肾上腺释放激素（CRH）因子的释放，并抑制GnRH分泌肾上腺皮质素和雄激素的释放。

这些异常的根本缺陷是GnRH节律性分泌不足，初期的失调在中枢，而垂体尚有功能。大量调查表明，下丘脑功能性无排卵者内源性阿片酶作用增强，对GnRH节律性的分泌减少起重要作用，用纳洛酮阻断内源性阿片酶受体可增强LH脉冲及幅度，长期用阿片酶受体拮抗剂可自然恢复GnRH分泌及排卵功能，用甲氧氯普胺阻断多巴胺受体也能增加LH分泌。因此长期压力影响生殖功能和排卵。

二、引起功能性下丘脑性无排卵的原发病

（一）暂时性Gn缺乏

1. 神经性厌食

因过分害怕肥胖而禁食常合并严重的甚至是致死的消瘦、原发性或继

发性闭经。闭经可能先于体重的丢失发生。Gn（LH、FSH）低或缺乏，青春期的 LH 值如同青春前期无或低 LH 脉冲，对外源性 GnRH 反应迟钝。应用脉冲式 GnRH 治疗可恢复到青春期的 LH 分泌相，证明病变部位是下丘脑功能不良。体重恢复正常将使大多数内分泌及代谢正常化，但闭经可持续多年。

2. 运动持久或过强的体育训练

过强的运动可直接抑制 GnRH 分泌，遏制青春期发育，导致闭经。特别是长距离跑步者、体操运动员、芭蕾舞演员，肌肉多而脂肪少者比非运动员更易发生闭经。

3. 营养不良与慢性疾病

营养不良及慢性消耗疾病者体重低于理想的 BMI 水平就会引起青春期发育迟缓或遏止，营养在调节 GnRH 分泌中起非常重要的非特异性作用，营养不良导致低 Gn 状态，阻止青春期发育成熟，如果营养平衡则 Gn 分泌仍能正常。有报道慢性肾功能不良能延迟青春发育，但肾移植成功后则 Gn 分泌恢复。

（二）中枢神经系统肿瘤

肿瘤干扰 GnRH 的合成和分泌，最常引起青春延迟。

1. 颅咽管瘤（Craniopharyngioma）

是最常见的引起下丘脑－垂体功能不良和低 Gn 性腺的先天性肿瘤，常见于 6～14 岁。前驱症状为头疼、视力障碍、矮小、青春期发育迟缓，多尿和烦渴。肿瘤结构可实性或囊性。常规颅脑 X 线照影常无发现，CT 可见在蝶鞍上小钙化点或内钙化异常。手术切除或放射治疗，手术全切除后，恢复率很高。

2. 朗格汉斯细胞组织细胞增生症（Langerhans Cell Histiocytosis，LCH）

此症表现为皮肤、骨骼、内脏的朗格汉斯细胞增生，在扁平骨如颅骨、骨盆、肩胛骨等及长骨如臂、腿骨行 X 线检查可见囊肿形成，若病变侵犯中枢神经，特别是下丘脑－垂体可见到 LCH 的特征性症状——尿崩症（DI）。

在下丘脑－垂体有侵润征象达 50%，垂体功能不良达 20%。

LCH 虽然不是肿瘤但可用化疗，如长春花碱治疗，也可用糖皮质激素，但疗效难予估计，应定期观察 Gn。

3. 生殖细胞瘤（Germinoma）

主要是蝶鞍外瘤（Extrasellar Tumor），是原发性中枢神经系统中很少见的一种肿瘤，常引起青春期延迟。主要症状有烦渴、多尿及视力障碍、继发生长停滞、青春发育延后。肿瘤位于垂体柄上、下丘脑的上蝶鞍处、松果体近端，常种于脑脊髓液中。

用肿瘤标志物 β - HCG 及 AFP 可诊断，或在脊髓液中查到生殖细胞。

放疗反应良好，很少手术治疗。

（三）其他神经系统疾病

主要是空蝶鞍综合征（或 Kallmann 综合征）。是惟一的低 Gn 下丘脑功能低下的最常见病症。伴有嗅觉缺乏（anosmia）或嗅觉减退（Hyposmia），嗅觉小叶发育不良，有的合并唇腭裂，单侧肾发育不良、短掌骨、嗅听觉缺失，色盲。半数患者 KAL 基因突变（在染色体 Xp22，3）。

原发性 Kallmann 综合征是先天性垂体的鞍隔发育不全，当颅内压升高时脑脊液致蛛网膜腔向垂体窝内嵌入，经垂体鞍隔缺口膨出，引起蝶鞍扩大，鞍底和前后床突骨质疏松和空泡样变性。

继发性空蝶鞍综合征发生于蝶鞍处之放疗或术后。

临床症状、体征、垂体 Gn、颅脑 CT、MRI 和气脑造影可明确诊断。合并垂体肿瘤者还要增加 PRL、GH 或 ACTH 等靶腺激素测定。

第六节　卵巢早衰

卵巢早衰（premature ovarian failure，POF）是指妇女初潮后，40 岁之前出现高促性腺激素性或低雌激素性月经稀发、继发性闭经，且持续时间超过 6 个月。如果月经周期间隔超过一个月，血清促卵泡素（FSH）水平两次大于 40mIU/ml，则可定为高促性腺激素状态。

卵巢早衰可分为原发性和继发性，原发性是从初潮年龄未见月经来潮，继发性即有过正常月经或生育者在 40 岁以前发生停经和高促性腺激素者。

卵巢早衰的发生率在 40 岁为 1%，30 岁前为 0.1%。在继发性闭经的妇女中有 4% ~18% 诊断出 POF；原发性闭经的妇女中有 10% ~28% 将伴有 POF，但此数据可能低于真正的发生率。

一、卵巢的发育及卵母细胞数量

卵巢的发育始于妊娠第 3 周末，原始生殖细胞出现在胚胎尾部的卵黄囊壁上，于妊娠第 5 周移行到生殖嵴，称为卵原细胞（oogonia）。从此，卵原细胞要经历三种发育程序，即有丝分裂（mitosis）、凋亡（apoptosis）及减数分裂（meiosis）。卵原细胞进行有丝分裂持续约 3 周，到妊娠 9 周时达 60 万个，按基因调控程序进行凋亡及减数分裂；在妊娠 20 周时达峰值。卵原细胞从第9周妊娠时开始第一次减数分裂为初级卵母细胞（primary oocyte），到妊娠20周时卵细胞数共约600万~700万个，出生时约100万个，继以蛰伏期（或称休眠期dormant period）至青春期。在成熟的卵巢内，这些初级卵母细胞有的进入以卵泡闭锁（atresia）为结局的凋亡路线（path of apoptosis），有的则发育到排卵时完成第一次减数分裂并开始第二次减数分裂。卵泡生长发育，凋亡/闭锁及排卵的规律是十分完善的。雌激素、孕激素、促性腺激素、生长激素、细胞质（包括白介素-1β，NO）及细胞支架肌蛋白的重组都使细胞复苏（follicular rescue）。而相反地，雄激素、α肿瘤坏死因子及白介素-6则刺激卵母细胞凋亡和卵泡闭锁。任何基因改变或协调凋亡的基因产物改变都导致细胞死亡的比率不称，或细胞功能不良，卵母细胞过早丢失或功能不良及卵巢早衰。

二、卵巢功能分期

妇女一生卵巢功能分为5期：（1）排卵与生育期；（2）排卵与不能生育期；（3）不排卵与能产生雌激素期；（4）不排卵与产生雄激素期；（5）缺乏激素功能期。

随青春期开始，卵巢分泌雄激素和雌激素作为第二性征的发育，并建立排卵和生育力。当进入40岁时，由于代谢中枢神经系统的状况如多囊卵巢综合征及下丘脑性闭经等异常可能中断从前的正常状态。并且随着年龄增长，由于卵泡的募集、筛选、排卵、卵母细胞凋亡、卵泡消失，卵母细胞数减少，卵泡质量下降，因而虽有排卵但也无生育力。

一般来说，35~38岁是低生育期，50%无生育力，到40岁时90%无生育力，42岁以上虽有规律月经和排卵但也很少生育。因为随着年龄的增长，卵泡/卵母细胞数和功能在下降，由排卵稀少到无排卵。一旦有不可逆的无排卵发生，雌激素水平会迅速降到绝经期水平。

绝经后5~7年是卵巢生命的末期，继续产生正常水平的雄激素，维持机能代谢，性欲和能量。同时也引起相对的高雄激素作用，如脱发，代谢异常等。直至最后卵巢功能完全终止。

POF病人的卵巢功能降低，则是发生在明显早于期望的年龄。

三、POF的病因学

1. 卵泡缺失综合征

任何遗传性或获得性缺陷，干扰了生殖细胞移行，卵原细胞增殖和初次减数分裂到形成始基卵泡的程序，都引起卵泡数的不足。同样，控制早期卵泡闭锁率的基因异常也导致卵母细胞池（oocyte pool）的消耗。

2. 初始卵泡数目不足

可见于生殖腺发育不全及甲状腺形成不良/发育不全。任何基因突变都影响生殖卵泡的移行或有丝分裂的卵原细胞增殖造成初始卵泡数目不足。研究表明切除甲状腺的新生小鼠和有甲状腺疾病（甲状腺发育不良及重症肌无力）的POF者的自然杀伤细胞和T抑制细胞数都减少，致细胞介导的自身免疫性卵巢破坏。而自身免疫性多腺体功能不良（autoimmune polyglandular dysfunction）惟一的征象就是典型的POF。

3. 卵泡闭锁加速

（1）大约有1/3 ~1/2 POF患者是由于染色体组（genome）的改变加速了卵泡的闭锁，如45X或脆弱X（FRAXA）综合征。常染色体（autosomal）隐性或显性单个基因缺损也可加速卵泡的闭锁，造成POF。

正常控制卵泡凋亡/闭锁需要两个功能结构均良好的X染色体。X染色体易位或部分丢失，就不能控制卵泡的闭锁，如45X死产儿的生殖细胞虽然能正常移行到生殖嵴，但是初级卵母细胞的闭锁加速。脆弱X综合征患者的卵巢功能不良发生率增高。POF的细胞发生学研究表明在X染色体上有反映卵巢功能的明确部位，包括POFⅠ基因（位于Xq21.3 q27 或q26.1 ~q27）；POF Ⅱ 基因（Xq13.3 ~q21.1）。POF Ⅱ基因丢失者卵巢功能发育不良发生较早于POFⅠ。Xq13是维持卵巢功能的关键位点。

（2）特异基因也影响卵巢卵泡数、闭锁和卵巢衰竭的时间，如半乳糖血症（galactosemia），大多数患者和亲属都有正常核型，常染色体显性基因；患者最终都会发生POF。

（3）医源性卵泡缺乏：由卵巢手术，放化疗所致。40岁以上者放射量仅600Gy致卵巢功能丧失。年轻者暴露于更高剂量有可能损伤卵巢功能者。化疗中烷化剂对卵母细胞毒性最大，青春期前烷化剂治疗有相对的抗卵母细胞破坏力。Blumenfeld证明GnRH－a对淋巴瘤和自身免疫接受化疗者具有保护作用。卵巢及其周围组织的任何手术都可损伤卵巢血供，引发炎症而致POF。

（4）环境毒物作用：环境污染，毒物对生殖功能的危害已经证明。吸烟使卵泡闭锁加速。吸烟者比不吸烟者提早两年绝经，也加速临床POF的诊断。

（5）自身免疫性疾患：自身免疫性疾病伴发POF者达60%（表4－6）。在病理生理学上都有炎症变化过程和卵泡功能不良。

据报道在119例核型正常的POF患有甲状腺炎，肾上腺功能不良，甲状腺旁腺肥大症，糖尿病，恶性贫血，低甲等占27%；其中2.5%合并糖尿病或 Addison 病，3% 有自身免疫性多腺体衰竭综合征Ⅰ型及Ⅱ型，Ⅰ型中 60% 为原发性闭经或 POF。

表 4－6　与卵巢早衰相关的常见免疫性疾病

甲状腺功能减退
1 型糖尿病
甲状旁腺机能亢进
阿狄森病（肾上腺性青铜色病）
重症肌无力
克罗恩氏病（阶段性回肠炎）
白斑
恶性贫血
系统性红斑狼疮
类风湿性关节炎
Ⅰ型自身免疫性多腺体衰竭综合征（甲状旁腺机能减退、肾上腺机能衰竭、慢性皮肤黏膜念珠菌病）
Ⅱ型自身免疫性多腺体衰竭综合征（甲状旁腺机能减退、肾上腺机能衰竭）

（6）细菌原虫或病毒性感染也可致变异反应性卵巢自身免疫而致 POF。有 3% ~7% 的卵巢炎是副黏液病毒引起的腮腺炎（Mumps）所致。其他相关因素还有水痘（Varicella），志贺菌痢（Shigellosis）和疟疾（malaria）病后；甚至可发生在巨细胞病毒（MCV）感染，免疫缺陷性病毒和淋巴瘤的病人。

甾体细胞抗体（+）发生率为 3% 左右，Hock 回顾了 215 例淋巴细胞性卵巢炎 POF 的病理学检测，发现 11% 卵巢炎患者抗甾体细胞抗体（+），临床上触知卵巢增大，压痛，组织学上见中性细胞浸润集中在发育中的卵泡周围而在原始卵泡上很少。由此认为淋巴循环（lymphokines）和细胞质变动（cytokines）引起卵巢功能不良，损害了甾体激素的产生。

在 POF 者中 60% 检出抗卵巢抗体（AoA）（+），但 AOA（+）者不一定会发生 POF，其中 30% 可正常排卵。如 AOA 和甾体细胞均（+）则卵巢功能难以恢复。

4. 卵泡机能失调综合征

某些患有重症肌无力（Myasthemia gravis）原发性低钾症，胰岛素抵抗的病人有封闭抗体类似物，这种抗体干扰正常的 FSH 受体的相互作用，IgG 抗体阻断 FSH 和其受体结合；FSH 和 LH 的受体作为抗原引起局部自身免疫反应，也有假说认为，Gn 抗体本身就可能是 POF 的致病因素。

透明带抗体干扰精卵结合可能是 POF 不孕的机制，动物试验结果表明，透明带接种引起卵泡功能不良甚至衰竭。

其他还有相关酶的缺乏，如类固醇碳链酶和 17 羟化酶缺乏导致雄激素和雌激素产生不足，卵巢功能不良和临床上 POF。

四、实验室检查

诊断为 POF 的病人都应做核型分析，以便与其他自身免疫疾病和内分泌疾病相鉴别（表 4－7）。

表 4－7　评估卵巢早衰患者的有价值的检查

1	末梢血核型
2	游离甲状腺素和甲状腺刺激素（TSH），如发现甲状腺异常查抗甲状腺抗体，空腹血糖及电解质，包括钙和磷（评估甲状旁腺）
3	促肾上腺激素刺激试验以排除肾上腺机能减退［用合成的促肾上腺激素（Cosyntropin）250μg，肌注或静点。取注射前第二次血注射后 30min、60min 各一次血：皮质醇≥20μg/dl 为肾上腺储备正常。］
4	全部的血细胞计数（CBC）及血沉降率
5	血常规分析
6	抗核抗体滴度、风湿因子、血浆 IgA 定量（IgA 缺乏是自身免疫性疾病）
7	蝶鞍核磁影像（MRI）以排除垂体微腺瘤
8	盆腔超声检查
9	骨密度测定

五、治疗方法

（一）临床常用治疗方法

1．激素替代疗法（HRT）

（1）方法：以雌孕联合方案为宜，同时补充钙剂 1000～1500mg/d。

（2）机制：①雌激素增加卵巢颗粒细胞上 Gn 受体的生成，并可能通过某些方式促进静止的卵泡对 Gn 起反应。②可能减少对卵泡的刺激，从而减少了可能存在的卵巢抗体形成。③HRT 可缓解低雌激素所带来的一系列绝经期症候群，防止骨质丢失。

2．诱导排卵法

（1）指征：B 超下可见到窦卵泡者，年轻、渴望生育者。

（2）方法：①首先以 E、P 联合或序贯法致月经复潮，Gn 降低（炔雌醇较戊酸雌二醇更快降低 Gn）。②较大剂量雌激素或 GnRH－a 抑制 FSH 水平低于 12mIU/ml。③E_2 和/或 GnRH－a 使 FSH/LH 不大于 2.5，卵泡大于

6mm 时，FSH/HMG/HCG 促排。

（3）机制：由于 Gn 高水平导致自身受体量下降，给予外源性 GnRH 可抑制内源性 FSH 至绝经前的水平。促使卵泡生长同步化（synchronism）。当药物停用时使抑制解除，快速升高的 FSH 水平可刺激卵泡的发育而排卵。

3. 糖皮质醇抑制免疫法

（1）指征：核型正常的自身免疫性 POF 患者。

（2）方法：月经恢复后第 1 天用泼尼松 5 ~25mg，1 ~2 次/d。

（3）机制：泼尼松减少抗体形成，或可暂时逆转由 AOA 介导的免疫过程，然后再用促排卵法。

4. 现多以赠卵 IVF – ET 为首选。患有恶性肿瘤者在手术，放、化疗前取卵母细胞、卵巢组织移位、冷贮等先进方法保存生育力。

5. 中药治疗或中西药结合治疗：常用滋阴降火、补肾活血配合 HRT 使卵巢逐渐恢复功能。

（二）其他辅助疗法

1. 维持健康

POF 合并自身免疫性疾病者首次筛查后应定期检测，特别是阿狄逊病（Addison's disease）和矿物质丢失者，处于骨质丢失和骨质疏松症的高度危险之中，一经确诊为 POF，就要应用激素替代疗法（HRT）。周期性或连续性使用雌、孕激素，可缓解低雌激素血症，维持骨密度，还有潜在的心脏保护作用，推迟阿尔茨海默病的发生。减少结肠、直肠癌发生，改善外阴、阴道和尿道的组织结构和功能。

2. 心理健康也是重要的

POF 患者生育力的丧失，将破坏她们的自尊心，因此，心理上的支持、生殖健康和生育观念的教育是重要的。

3. 建立家庭

POF 的自然病史在诊断后有 10% 可自发妊娠，不希望妊娠者可口服避孕药。诊断 POF 者有 50% 间或有卵巢功能，常有断续的雌激素水平升高，而这些病人中有 20% 的孕激素升高，说明偶有排卵者。

确诊 POF 的病人一般对 clomiphene 或外源性 uFSH、rFSH 的诱导排卵无反应。虽有应用促排卵成功妊娠的零星病例报导，很可能正值 POF 幸运地自然恢复时的结果。事实上有人认为外源性 Gn 的应用是有害的，因为这可能增加抗原负荷刺激抗卵巢抗体（AOA）产生。

应用 GnRh – a、口服避孕药之前，丹那唑或连续孕激素类药物抑制内源性 Gn 或卵巢的促排卵方法成功率是有限的。这种抑制方法是在抑制一段时间后产生内源性 Gn 分泌的反弹，增加卵巢对 Gn 的反应。虽然有用这种办法成功的病例，但无前瞻性试验来说明这种方法是有效的。

有些自身免疫性 POF 在免疫抑制性治疗后有过妊娠的报导，但长期雌激素应用有骨质疏松症的危险。应用去血浆法（plasmapheresis）、胸腺切除术（thymectom）及静脉注射免疫球蛋白亦有成功的病例，但因没有随机控制性试验证明其效果，所以免疫疗法没有得到推荐。

当前由于 POF 病例增多，临床上与卵巢抵抗性综合征（ROS）很难截然区分，因为即便 POF 也并非持续不可逆，恰当的治疗可诱导排卵，少数可自发缓解并成功妊娠。

附　染色体正常的卵巢早衰与 POF 高 Gn 综合症的鉴别诊断

1．卵巢抵抗性综合症（ROS）或卵巢不敏感综合征（IOS）

是一种异质性疾病，原因不明。40% 患者有 FSH 受体的突变。

常见的症状为闭经，表现为原发性或 30 岁以前的继发性闭经。患者第二性征女性，内外生殖器正常，虽 FSH 升高，但 LH 正常或稍高。

卵巢储备接近正常范围，但对高剂量 Gn 没有应答，可能因为分子障碍阻止卵子对 Gn 刺激从发生到成熟的过程，卵巢活检可见到窦前卵泡。

2．17α 羟化酶缺乏症

患者核型为 46，XX，外阴正常，有子宫及卵巢，第二性征女性，Gn 增高闭经，睾酮≤0.6nmol/L，P 值增高，血钠高、钾低，有高血压，骨质疏松及心血管疾病。

3．XY 单纯性发育不良（Anorchia 无睾症）

又称 SWYEr 综合征，患者核型 46，XY，第二性征女性，有阴道或子宫，Gn 高，睾丸缺乏。

4．XX 单纯性腺发育不良

患者核型 46, XX，第二性征缺乏，身高正常或稍高，有子宫阴道，卵巢呈条索状，少数有卵泡，高 Gn，低 E 或缺如。睾酮如正常女性或稍低，原发或继发性闭经。

5．睾丸女性化综合征或雄激素抵抗综合征

核型 46, XY，有家族史，属 X 连锁隐性或显性基因遗传，表征女性，无腋毛，毛发少，Gn 稍高，T 高，超过 10.5nmol/L（300ng/dl），无排卵、无月经，可有阴道但无阴毛，成年后查腹腔、腹股沟疝处及大阴唇处可发现隐睾。性腺恶变率约 22%，治疗应切除性腺以免恶变及骨质疏松。

6. 染色体异常卵巢早衰（Turner 综合征）

染色体异常，核型有 45, X0 或 46, XX，但其中一个结构异常及各种嵌合体如 45, X0/46, XY、45, X0/47, XXX、45, X0/47, XXX/46, XX 等，其中以 45, X0 较少见。患者月经稀发，不规则或原发性闭经、不孕。表征女性，但毛发少，有的乳头外移，身材矮小。外生殖器女性，子宫发育不良，性腺无或呈条索状，检测激素呈高 Gn、低 E_2。其他有先天性主动脉狭窄或一侧肾缺如、颈蹼、肘外翻。

病例一 付某某，女，28 岁，婚后六年未避孕未孕，月经稀发、闭经五年。2007 年查子宫 36mm×31mm×24mm，左卵巢 21mm×14mm×10mm，右卵巢 19mm×14mm×10mm，内膜 2.5mm，诊断为子宫发育不良，原发性不孕。不定期用孕酮可有月经来潮。

[第一疗程] 2010 年 10 月 18 日始在本院就诊。

2009 年 11 月，查染色体结果 46，XX。激素测定：E_2 7pg/ml，LH 51.43mIU/ml，FSH 89.06mIU/ml。

诊断：原发性不孕，卵巢早衰？

处理：泼尼松 7.5mg/d ×7d，克龄蒙 1 片/d×21d，戊酸雌二醇 2mg/d×20d。

2010 年 11 月 16 日，月经来潮。

D2 检查：激素水平正常，子宫增大，左卵巢近正常大小，右卵巢小。抗卵巢抗体（-）。

处理：泼尼松 7.5mg/d ×7d，戊酸雌二醇 3mm/d qd 持续，阿司匹林 40mg/d 持续。

D9 B 超：右卵泡发育至 10mm×9mm×8mm，内膜 3.3mm。

处理：HMG 150U 肌肉注射，隔日一次至 D14。

D14 B 超：右卵泡 15mm×14mm×10mm，持续至 D18。

D18 B 超：右卵泡突然消失，内膜 7.4mm。

D19 月经来潮，量正常，无痛经。

[第二疗程] 自 2010 年 12 月 4 日始。

D5 左卵巢可见窦卵泡，内膜3.0mm。E_2 29pg/ml，LH 10.94mIU/ml，FSH 40.96mIU/ml。

处理：泼尼松 7.5mg/d×5d，戊酸雌二醇 4mg/d 持续，达菲林 0.1mg/d 持续。

D9 上述处理基础上加用 uFSH 75U/d。

D15 卵泡 11mm×10mm×10mm，内膜 8.1mm，加用 HMG75U/d。

D18 卵泡 15mm×13mm×13mm，内膜 8.3mm。停 uFSH，HMG 持续。

D20 卵泡 18mm×16mm×15mm，内膜 9.5mm，CMS＞10 分。

血 E_2 378pg/ml，LH 3.68mIU/ml，P 0.2ng/ml，给于 HCG18000U。

D22 卵泡 20mm×18mm×16mm，透声好，经阴道卵泡穿刺＋IUI。

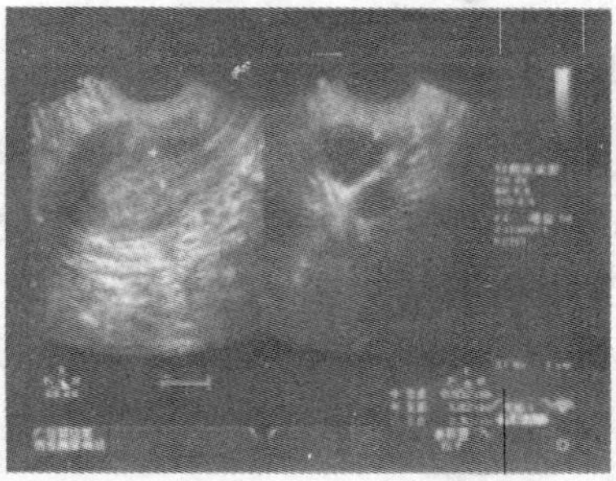

【病例分析】

一、患者原发性不孕，继发性闭经，高促性腺激素；子宫、卵巢均小于正常，内膜薄，初诊断为卵巢早衰。但经较大剂量的激素替代疗法一个周期，子宫卵巢均接近正常，FSH 降低迅速。

二、第一次促排卵只用了 HMG 和泼尼松，卵泡迅速增大至 15mm 停止发育而于 D18 突然消失，月经来潮，考虑与右侧卵巢本来发育欠佳，HMG 用量不足有关，因此第二疗程后 FSH 虽仍高达 40mIU/ml，用 GnRH－a 降调并及时针对卵泡的发育调整 FSH 和 HMG 的用量，取得卵泡成熟发育，但孕酮值过低，使用大剂量的 HCG 排卵受孕，孕 20 周时，B 超示胎儿发育正常。

三、综上所述患者高促性腺激素可能因长期不孕，精神因素有关，诊断为卵巢抵抗综合症（ROS）为宜。

病例二 倪某，23 岁，婚后两年未孕，月经稀发，闭经 2～5 个月不等。2009 年曾在外院查子宫卵巢体积缩小，内膜 0.3cm，LH 110.43mIU/ml，FSH 68.60mIU/ml，AOA IgM（－），用倍美力和琪宁治疗并服中药，有月经来潮，既往无乙肝病史，否认腮腺炎病史，诊断为卵巢早衰。

[第一疗程] 2010 年 3 月至本院。

2010 年 3 月 7 日　HRT 撤血。

D3（2010 年 3 月 10 日）

查血 E_2 116pg/ml，P 0.28ng/ml，PRL 18.95ng/ml，LH 20.14mIU/ml，FSH 22.53mIU/ml。空腹胰岛素 10.6μIU/ml，空腹血糖 5.61mmol/L。

经腹 B 超：子宫恢复正常大小，右卵巢 19mm×15mm×9mm，左卵巢 23mm×21mm×15mm，囊区 15mm×14mm×13mm，患者已自用倍美力 0.625mg/d。

D4　处理：泼尼松 25mg Bid 共 7d。

D11　查血：LH 14.55mIU/ml，FSH 16.8mIU/ml，E_2 269pg/ml，P 0.13ng/ml。
B 超：左卵巢原囊区不变，新生一囊区 16mm×14mm×12mm。
处理：丙胺瑞林 300mg。

D25　查 LH 3.25mIU/ml，FSH 9.67mIU/ml，E_2 82pg/ml，P 1.04ng/ml。
诊断：卵巢抵抗综合征，单纯性卵巢囊肿（激素不调所致）

[第二疗程] 2010 年 4 月 3 日撤血。

D3　查血：E_2 12pg/ml，P 0.36ng/ml，PRL 27.98ng/ml，LH 10.16mIU/ml，FSH 52.04 mIU/ml，FSH/LH >4。
子宫正常大小，Em 5.3mm，右卵巢 23mm×15mm×8mm，有一个小卵泡 4mm×4mm×3mm，左卵巢 26mm×16mm×10mm，有一个卵泡 6mm×5mm×4mm。
处理：泼尼松 5mg Bid×7d，溴隐亭 1.25mg/d×7～10d，达菲林 0.1mg 隔日一次，补佳乐 2mg qd。

D12　右卵巢卵泡 6mm×4mm×4mm，内膜 6.0mm。FSH/LH <2。
处理：uFSH 75IU×2d，HMG 75U×2d。

D14　右卵巢卵泡 6mm×4mm×4mm，内膜 6.3mm。FSH/LH >2.5。
处理：停 uFSH。用 Aspirin 40mg qd，HMG 225U qod×4d。

D28　右卵巢卵泡 6mm×4mm×4mm，内膜 6.6mm。FSH 11.58 mIU/ml，LH 2.71 mIU/ml。
处理：克龄蒙。

[第三疗程] 2010 年 6 月 2 日，CC 撤血后。

D3　查血：E_2 48pg/ml，P 0.27ng/ml，T 0.33ng/ml，PRL 23.27ng/ml，LH 4.43 mIU/ml，FSH 19.39 mIU/ml。

处理：达菲林 0.1 qod，补佳乐 1mg qd，CB154 1.25mg qd。

D11　查血：E_2 125pg/ml，LH 7.97 mIU/ml，FSH 5.78 mIU/ml。内膜 6.0mm，左卵巢卵泡 10mm×9mm×8mm。

处理：补佳乐 3mg qd 递减 加 HMG150U qd。

D16　查血：E_2 247pg/ml，P 0.21ng/ml，LH 3.85 mIU/ml。

B 超：左卵泡 19mm×16mm×15mm，内膜 7.7mm

处理：HCG 20000U IM，一次。

D18　处理：经阴道穿刺助排后 6 小时性交

D29　查血：β－HCG 44.63 mIU/ml，P 16.19ng/ml，E_2 202pg/ml。

D31　48h 倍增试验结果：β－HCG 159.54mIU/ml，P 24.29ng/ml，E_2 242pg/ml。

诊断：早孕。

[随访]

2010 年 12 月　已孕 29 周，产前检查胎儿发育正常。

现已经安全生育一女。

【病例分析】

1. 排除了卵巢早衰，诊断为卵巢抵抗综合征（ROS）或不敏感卵巢综合征（IOS），解除患者精神负担。

2. 激素替代疗法保护了卵巢，使之不再萎缩而是逐渐增长成正常大小；此病例中也与患者年轻有关。

3. 早卵泡期的短疗程用较大剂量泼尼松安抚患者精神与情绪，协调性腺轴功能，提升 E_2，降低 Gn，继以 GnRH－a/E_2 / HMG（FSH） / HCG 方案随时调整剂量起了关键性作用，达到促排卵助孕之功效。但病例有限，尚宜进一步观察应用。

病例三　王某，女，24 岁，结婚一年，因原发闭经 8 年就诊。于当地检查诊断为“始基子宫”。患者否认慢性病史、手术史及家族遗传史，无不良嗜好。爱人体健。

查体：身高 150cm，体重约 40kg，无肘外翻、无蹼颈，乳房发育不良，无腋毛，外貌体型尚可。妇科检查：外阴幼女型，大、小阴唇及阴蒂发育不良，阴道狭窄可容两指（外口紧），宫颈小、光滑，宫体未触及。

2011 年 3 月 8 日就诊

查血：LH 11.78mIU/ml，FSH 65.7mIU/ml，PRL 14.90ng/ml，P 0.25ng/ml，E_2 10pg/ml，T 0.06ng/ml，FT3 2.219pg/ml，FT4 1.43ng/dl，TSH 4.479μIU/ml。

生殖 B 超：子宫未能清晰探及，仅见一低回声光条，大小约 17mm×10mm×5mm，未见明显内膜回；双侧卵巢显示不清，仅可各见一低回声光条，右侧大小约 14mm×9mm×5mm，左侧约 10mm×9mm×7mm，边界不清。

甲状腺 B 超：双侧甲状腺体积稍大，左侧约 35mm×17mm×13mm，右侧约 35mm×18mm×12mm，一般形态可，内部回声不均。左侧甲状腺低回声结节约 9mm×7mm×6mm，边界不清。右甲状腺未见结节回声。

乳腺 B 超：双侧乳腺腺体小，隐约可见约 2mm。

肾脏 B 超：双肾大小形态正常，内部结构清晰，实质回声未见异常，集合系统未见分离。输尿管未见扩张。膀胱充盈良好，壁光滑，未见明显异常回声。

测染色体：46，X i（X）（q10）[20]

诊断：1. 染色体畸变。

2. 卵巢早衰。

3. 始基子宫。

4. 甲状腺功能减退。

处理：激素替代疗法。

补佳乐 1mg/d×21d，连用两个周期；甲状腺片 1 片 Qd；钙剂补充。

用药 2 个月后

测血：LH 4.42mIU/ml，FSH 39.23mIU/ml，P 1.2ng/ml，E_2 39pg/ml。

B 超：子宫大小约 3mm×2mm×1.5mm，双侧卵巢显示不清，仅可各见一低回声光条，右侧大小约 14mm×9mm×6mm，左侧约 10mm×9mm×8mm，边界不清。

处理：继续激素替代疗法

补佳乐 + 克龄蒙/d×21d，连用两个周期；甲状腺片 1 片 Qd；钙剂补充。

【病例分析】

因患者性染色体异常，正常受孕的机率几乎为零，建议患者接受激素替代治疗，维持女性体征。

病例四　郭某某，女，25岁。2011年1月19日因月经稀发10年，结婚一年未孕来诊。

患者14岁初潮，3～4d/28～30d；2001年开始2－3d/2－3月，2008年开始2d/1年。2010年7月份曾用CC（克罗米芬）50mg/d×6d，试孕三个月，最大卵泡15mm。2010年12月17日人工周期用药后第二天测血：LH 34.5mIU/ml，FSH 56.1mIU/ml，PRL 9.9ng/ml，P 0.7ng/ml，T 0.2ng/ml，E_2 22pg/ml，FT3 4.4pg/ml，FT4 13.27ng/dl，TSH 2.3μIU/ml。B超：双侧卵巢体积小于正常。诊断：卵巢功能不良。

按时服药后于2010年12月20日B超示子宫大小达正常，内膜6.0mm，ROV 18mm×9mm，LOV 22mm×12mm。

患者否认慢性病史，手术史及家族遗传病史，曾因过敏性鼻炎服用各种抗过敏药。于2006年服减肥药3周，四岁时患腮腺炎。病人无不良嗜好，2010年5月结婚，爱人体健，既往检查精液无异常。患者体健无异常。

2011年1月19日　月经D33

查血：LH 10.33mIU/ml，FSH 12.63mIU/ml，PRL 20.48ng/ml，P 0.22ng/ml，E_2 157pg/ml，T 0.34ng/ml。

B超：UT 48mm×38mm×34mm，Em 7.1mm，无三线，ROV 22mm×12mm×7mm，LOV 20mm×15mm×7mm，右卵巢内可见一囊性回声大小约21mm×16mm×14mm。透声可。

测：CMS 4分，未见椭圆小体，羊齿结晶数个（++）。

处理：卵泡穿刺，并建议术后6个小时性生活。

2011年1月21日　卵泡穿刺术后48小时，

查血：LH 8.97mIU/ml，P 0.28ng/ml，E_2 34pg/ml，FSH 16.15mIU/ml。

B超：Em 7.6mm，无三线，ROV 21mm×18mm×10mm，LOV 20mm×15mm×8mm，盆腔少量积液。

处理：地屈孕酮20mg/d Bid×10d。

2011年1月26日　染色体结果：46，XX，inv（9）（p12q13）查血β

-hCG 5.12mIU/ml。

D52 患者流血，诊断：生化妊娠。

【病例分析】

患者9号常染色体倒位，此染色体畸变没有遗传物质的改变，因此不影响患者的外貌体征，但对生殖有一定的影响，易造成不孕或早期流产。

病例五 韩某某，女，27岁。主诉月经紊乱，继发闭经4年，婚后两年未避孕不孕。在外院被诊断为"卵巢早衰"。体健正常。

2008年8月23日初诊

查血：LH 78.03mIU/ml，FSH 116.12mIU/ml，PRL 20.01ng/ML，P 0.09ng/ml，E_2 61pg/ml，T 0.36ng/dl。染色体：46，XX。抗体：ASA（-），AEmA（+），ACL（+），AOA（-），AZA（-）。CA125 156Mμ/ml，HLA抗体（-），TORCH（-）。

HSG：左输卵管通畅，右壶腹部阻塞。

B超：子宫57mm×61mm×50mm，左卵巢38mm×30mm×21mm右卵巢27mm×19mm×66mm，内膜5.5mm，可见窦卵泡，妇科检查正常。

诊断：POF？ROS？

处理：补佳乐2mg/d×21d，克龄蒙1片/d ×21d，连续两个月。

2008年10月30日复诊

查血：LH 1.90mIU/ml，FSH 3.17mIU/ml，E_2 6pg/ml。

处理：补佳乐2mg/d×20d，HMG 150U IM Qd×7d。

D12 B超：卵泡成熟。

HCG12000U，IM。

D14 查：排卵。

D25 查血：β-HCG 56.12mIU/ml。

处理：继续补佳乐1mg Qd，地屈孕酮20mg Bid，黄体酮20mg IM Qd。

保胎至孕12周。

2009年8月 自产一男婴。

【病例分析】

患者曾因外出至上海打工期间环境改变精神压力大，致内分泌失

调，回京治疗情绪变稳定。因其自身子宫卵巢大小正常，经激素调理后受孕。因此认为对年轻患者尤其超声可见卵泡回声者不可轻下 POF 之诊断，以免造成患者心理负担。

病例六　聂某某，女，39 岁。2003 年开始闭经，FSH > 12 mIU/ml。2006 年 IVF，卵泡未增长，中药用 2 ~ 3 年，回国治疗。被诊断为“卵巢早衰”，“甲低”。

2009 年 6 月 16 日（D3）

查血：LH 12.99mIU/ml，FSH 52.90mIU/ml，PRL 13.24ng/ml，P 0.47ng/ml，E_2 12pg/ml，T 25.26ng/dl。

B 超：子宫 3.6cm × 2.5cm × 3.3cm，Em 0.5cm，ROV 2.9cm × 1.5cm，LOV 1.9cm × 1.0cm，RFD 0.6cm × 0.5cm。

2010 年 7 月、9 月、10 月

处理：连续三个周期行 Gn 方案周期促排卵治疗，卵泡均未见增长。

2010 年 8 月、11 月及 2011 年 1 月

处理：GnRH – a 长方案周期促排卵三个周期，卵泡均未见明显增长。

2010 年 12 月 16 日（D6）

查血：LH 15.19mIU/ml，FSH 72.24mIU/ml，PRL 21.73ng/ml，P 0.39ng/ml，E_2 27pg/ml，T 15.87ng/dl。

处理：达英 –35 1 片/d × 21d，甲状腺片 1 片 Qd。

D13　LH 7.54mIU/ml，FSH 30.6mIU/ml，PRL 12.21ng/ml，P 0.47ng/ml，E_2 22pg/ml，FT3 4.4pg/ml，FT4 13.27ng/dl，TSH 50mIU/ml。

处理：继续维持达英原剂量，甲状腺素片 1 片 Bid。

2010 年 12 月 31 日（D21）

查血：LH 4.45mIU/ml，FSH 11.10mIU/ml，E_2 < 20pg/ml。

2011 年 1 月 5 日（D26）

处理：达英 –35 服完。

2011 年 1 月 11 日　撤血。

2011 年 1 月 13 日（D3）

查血：LH 2.85mIU/ml，FSH 7.78mIU/ml，PRL 17.83ng/ml，P 0.38ng/ml，E_2 < 20pg/ml，T 0.2ng/dl。FT3 4.28pg/ml，FT4 15.28ng/dl，TSH 2.22μIU/ml，FSH/LH >3。

处理：GnRH－a 长方案促排卵周期治疗，甲状腺素片继续服用。

【病例分析】

1. 甲低是育龄妇女常见的病症。由于患者年近四十，长期受生育问题的内在和外在的精神压力，影响了其生殖轴的正常内分泌调节，也是甲状腺功能不足的原因之一。

2. 患者行人工周期及促排卵治疗的每个周期均需适量应用雌激素，长期应用雌激素会导致骨质钙的流失。因此，用药期间补充一定量的钙剂是非常必要的。一般剂量以1200～1500mg/d 为宜。

3. 口服避孕药（OCP）能够抑制 LH 的合成和分泌，患者于12 月份用达英－35 一个周期后基础内分泌和自觉症状有了很明显的改善，但未能促进卵泡的发育。建议患者停止促排卵治疗，继续激素替代疗法，维持生活质量。

病例七 曹某某，女，27 岁。主诉原发不孕6 年，再婚5 年月经稀发，停经已5 个月求治。患者初潮正常。2007 年 HSG 双侧输卵管不全梗阻，既往无特殊病史，丈夫无不良接触史，精液正常。

2010 年 12 月 8 日　来本院治疗。检查发育正常，妇科检查阴毛稀少，子宫小于正常，体重约 50kg，身高约 165cm，BMI 18.3，乳房小。

查血：LH 48.74mIU/ml，FSH 43mIU/ml，PRL 11.46ng/ml，P 0.15ng/ml，E_2 114pg/ml，T 0.28ng/ml。甲功三项正常。

根据月经稀发、不孕及 FSH、LH 高值，初诊断为促性腺功能不良，不排除 ROS。

查：ASA、AOA、AZA、AemA、Acl、CA125 及 TORCH 均（－）。

经过三个月的治疗。

2011 年 3 月 5 日　出血，量少。

B 超：子宫 45mm×37mm×26mm，内膜 5.9mm，右侧卵巢 28mm×24mm×23mm，卵泡（－），左侧卵巢 30mm×25mm×12mm，可见卵泡 13mm×12mm×11mm。

2011 年 3 月 8 日　复诊。

右卵巢可见窦卵泡，左卵巢的卵泡增大为 15mm×13mm×12mm，

查血 E_2：183pg/ml，LH 6.23mIU/ml，FSH 8.60mIU/ml。

诊断：卵泡晚期内膜薄，经间期出血。

处理：阿司匹林 40mg/d×20d，补佳乐 1mg/d×20d。

2011 年 3 月 10 日　复查。

左卵巢卵泡 20mm×16mm×15mm，血 E_2 336pg/ml，P 0.22ng/ml，LH 19.22mIU/ml，FSH 8.12mIU/ml，Em 5.8mm。

排卵期卵泡成熟

处理：HCG 12000U IM，补佳乐 2mg/d，阿司匹林 40mg/d。

2011 年 3 月 12 日（D8）　复查。

左侧卵巢卵泡消失，已排卵，内膜 6.0mm，指导性生活。

D23　查血：E_2 158pg/ml，P 14.5ng/ml，β-HCG 457.2 mIU/ml，阴道少量流血。

诊断：早孕。

处理：黄体酮注射液 40mg IM/d，地屈孕酮 10mg Bid。

D25　HCG 倍增试验：HCG 943.8 mIU/ml。

D27　HCG 2615.68 mIU/ml。

D29　HCG 6443.78 mIU/ml。

D32　HCG 16727.38 mIU/ml。

【病例分析】

1. 患者原发不孕，再婚后仍未孕可能是因为精神压抑焦急导致内分泌紊乱、月经不调、卵巢抵抗综合征（ROS）

2. 根据病人的内分泌和 B 超的监测，基本符合发育规律。

3. 本病例说明精神、情绪对内分泌的影响，医生对所见的现象不要轻言放弃，要认真观察，留有余地。对 LH、FSH 值增高的现象不要轻易断定为卵巢早衰。

病例八　陈某某，36 岁。2005 年婚后避孕两年，近三年未避孕不孕。15 岁初潮，6~5d/28~25d，月经一直按时自然复潮。既往 3~4 岁时患腮腺炎，有乳腺纤维瘤。

2010 年 7 月 7 日（D3）

查血：LH 8.30mIU/ml，FSH 21.5mIU/ml，PRL 15ng/ml，P 0.66ng/ml，E_2 40pg/ml，T 0.6ng/dl。

[第一疗程] 2010 年 11 月 28 日始。

D4　查血：LH 6.07mIU/ml，FSH 11.03MIU/ml，E_2 48pg/ml

B超：Em 3.7mm，ROV 27×23×20mm，RFD4×6mm，LOV 27×14×10mm，似可见窦卵泡

处理：Climen 1片×21d，补佳乐 2mg×20d。

2010年12月1日

处理：HSG右输卵管通畅，左输卵管粘连，通而不畅。

［第二疗程］

2010年12月24日 查血：LH 4mIU/ml，FSH 9mIU/ml，E_2 72pg/ml。

卵监：Em 5.0 mm，ROV 27mm×22mm×19mm，RFD 8mm×7mm×6mm，LOV 27mm×18mm×13mm，LFD 10mm×9mm×8mm。

处理：先抑制排卵，钙尔奇D 600mg Bid。

D6　处理：泼尼松 7.5mg/d×8d，达英－35 1片/d×21d。

2011年1月23日（D3）复诊

D3　LH 6.67mIU/ml，FSH 11.71mIU/ml，E_2 100pg/ml。

B超：左卵巢卵泡15~17mm，Em 7mm。

D11　自然排卵。

【病例分析】

患者月经自然周期，子宫大小正常，有卵泡回声，FSH在治疗后由21mIU/ml下降至9mIU/ml，经过激素替代疗法和抑制排卵已调整FSH/LH<2，经HMG/HCG方案，卵泡发育，经达因－35治疗后卵巢反弹有排卵，预后较乐观。患者患腮腺炎假黏液性病毒破坏卵巢功能，所幸是幼年患病对卵泡数目的损伤较少，有望自然受孕，但HSG见左侧输卵管通而不畅，建议抓紧时机尽早宫腹腔镜+GIFT或IVF－ET。

卵巢早衰病例总结

1. 高促性腺激素在闭经不孕者中并非罕见，且渐趋年轻，有继发于23~24岁的妇女者如倪某，经两年HRT后怀孕生育。

2. 高促者不可妄断早衰不加治疗，须与ROS及基因异常性高促相鉴别，ROS者有望恢复生育功能。

3. POF的病因不同，疗效各异，继发于腮腺炎，放、化疗后多见。幼年患病或用药者继发POF后有望恢复生育功能。中年患腮腺炎、甲亢，及放、化疗者，则难以恢复生育功能，以HRT维持卵巢功能，提高其生活质量为宜。

第五章 免疫功能与抗体测定

人体具有天然的自我防御机制，有一系列专司免疫职能的细胞因子以对抗外界侵害。生殖道也不例外，在正常情况下，阴道前后壁贴近，致阴道呈 H 型，即使坐浴或游泳，水也不能自由出入于阴道。

育龄妇女阴道内的乳酸杆菌可将阴道上皮的糖元分解成乳酸，保持阴道的酸性微环境，起重要的自净作用，防止细菌入侵。

宫颈黏液在性激素影响下的周期性变化，仅在排卵期为精子提供能量，并引导精子上行。而在黄体期及孕期则形成宫颈黏液塞，起到天然屏障作用。

子宫内膜的基底层和功能层存在着大量巨噬细胞、T 淋巴细胞、成纤维细胞因子。巨噬细胞和 T 淋巴细胞具有免疫营养作用和免疫杀伤作用两种功能。在正常情况下保持宫腔微环境的平衡，起免疫营养作用，有利于胚囊殖入和发育。当天然屏障受到损伤，微环境失去平衡则造成一系列内分泌紊乱，抗体形成，免疫功能障碍则起免疫杀伤作用，是不孕不育的重要因素。成纤维细胞因子则参与血管形成、组织再生和创伤修复功能。

第一节　抗体形成与测定

生殖免疫学认为人类的性腺所产生的生殖细胞及其分泌的激素都是抗原，在某种因素（感染、损伤、药物、放射等）作用下，通过细胞免疫和体液免疫形成抗体造成功能障碍。

一、抗精子抗体（ASAb）

精子具有抗原性，在正常情况下精子在曲细精管的发育成熟过程中，因曲细精管基底膜的屏障作用，将精子与抗原生成组织隔开，而不产生 ASAb。当精子抗原暴露于机体的免疫系统时，任何导致生殖道损伤的因素都可增加抗体产生的危险，如生殖道感染、损伤、性交引起的生殖道或直肠损伤，在经期或有内膜炎症时性交均可产生 ASAb。睾丸受伤、受热、输精管结扎或生殖道梗塞等因素亦能产生 ASAb。

ASAb 由男性产生的抗精子自身免疫和由女性产生的抗精子同种免疫引起不孕不育症。

ASAb 除存在于血清内，还可在阴道分泌物、宫颈黏液，宫腔－输卵管内及盆腔内存在。一般精子抗原首先被巨噬细胞吞噬，然后进入网状内皮系统，引起淋巴细胞增生，产生免疫抗体 IgA、IgM、IgG 等。

总之，ASAb 通过下面几种方式导致不孕和流产：①影响精子获能及顶体反应，阻止精子穿透富颈黏液及精卵结合。②抑制精子在子宫和输卵管中运行。③使精子凝集失去活动能力。④刺激生殖道的巨噬细胞吞噬精子，造成精子膜损伤和细胞溶解。

因此，ASAb 对孕前、孕中、孕后的精子均起不良作用，引起细胞或体液免疫，局部或全身反应。有报道在不孕夫妇中 ASAb 阳性率高达 44.6%，而在 ASAb 阳性病例中，流产率达 50%。

【ASAb 的检测】

1. 精子宫颈黏液接触试验（SCMC），快速、简便、可靠。

2. 放免测定 ASAb、IgG、IgM，效价在 1∶32 时才有诊断意义。

ASAb 以 IgM 与生殖力降低关系最为密切，IgM 与精子尾结合而制动。男性体液中的 IgG、IgA 与整个精子结合，女性体液中 IgG、IgA 与精子头部结合。

3. 性交后实验（PCT）：排卵期多次试验可了解女性宫颈有无 ASAb 存在。

4. 其他还有凝集试验，精子制动试验，补体依赖试验，方法复杂，很少应用。

二、抗内膜抗体（AEMAb）

AEMAb 是以子宫的内膜为靶抗原所产生一系列免疫病理的自身抗体。

1. 当盆腔炎症、内膜炎症或有损伤时，引起组织的炎性反应，大量巨噬细胞被活化，吞噬内膜细胞，将内膜碎片的抗原提供给免疫细胞而诱发自身免疫。

2. AEMAb 可沉积在子宫内膜中或在异位病灶中，破坏内膜的结构，使内膜发育不良，分泌功能障碍，不利于孕卵着床，导致不孕或流产。

3. AEMAb 能抑制精子上行，阻碍精卵结合造成不孕，在子宫内膜异位症患者中 AEMAb 检出率达 73.9%，患者 30%～40% 不孕。

三、抗卵巢抗体（AOAb）

卵巢是功能多样的内分泌腺，分泌多种性激素，性激素本身就是抗原，在某些因素（如感染、放射、药物等）作用下，通过细胞免疫或体液免疫，造成组织损伤、功能障碍，出现黄体功能不足，不排卵、月经紊乱等症状，甚至引起卵巢早衰或自身免疫性卵巢炎。

四、抗透明带抗体（AZAb）

是自身组织产生的抗体。透明带抗原参与受精过程的多个环节，如诱导精子的顶体反应和黏附，促进精子进入卵细胞，阻止多精子受精。AZAb是造成免疫性不孕的重要原因之一，它能阻碍精子吸附和穿过透明带；阻碍囊胚着床前透明带的生理剥脱以干扰着床，产生抗生育作用，并损伤卵巢组织，是卵巢早衰的原因之一。

五、抗心磷脂抗体（ACL）与狼疮抗凝因子（LAC）

是一组酸性磷脂的异质性自身抗体的总称，包括抗磷脂酸肌醇抗体、抗磷脂酸丝氨酸抗体、抗磷脂酸抗体和抗心磷脂抗体，其中以抗心磷脂抗体最具临床意义。正常值为10U/ml，如异常可抑制胎儿发育，胎盘发育不良，造成死胎、妊高综合征、先兆子痫、死产、早产、流产。主要机制是子宫胎盘血循环中形成血栓。

六、其他

1. 组织相容性抗原（HLA）：夫妇间HLA共有抗原增多，如HLA－DR在两个以上，可能阻止母体对人身作为异体抗原的辨认，不能刺激母体产生维持妊娠所需要的抗体。由于缺乏这些抗体的调节作用，母体免疫系统易对胎儿产生免疫攻击而导致不育，如反复性流产。

2. 封闭抗体和封闭混合淋巴细胞反应（MLR）抗体：封闭抗体如抗父体的补体依赖性抗体（APCA）和MLR抗体是受孕母体通过胚胎组织滋养层细胞对受体的抗原所产生的抗体，防止受到免疫攻击的一种抗体故称封闭抗体。继发性不孕或反复流产史封闭抗体（+）者，可能防止再次流产。

3. 抗ABO血型抗体：存在于宫颈黏液、精浆或精子中，可使精子制动或使精子代谢障碍导致不孕或流产。

第二节　复发性或习惯性流产

妊娠20周前自然流产连续3次以上可称为复发性流产（Recurrent Spontaneous Abortion，RSA）或习惯性流产（Recurrent Pregnancy Loss，

RPO)。RSA 分非免疫性及免疫性两种类型。

一、分类

(一) 非免疫性 RSA

1. 染色体异常

包括夫妻双方任一方染色体异常及胚胎本身染色体异常所导致的流产。近年发现男方 Y 染色体长臂异常（大 Y）其妻习惯性早期流产发生率占 65.7%，不良产史率占 16.93%。

2. 生殖道解剖结构异常

包括先天性发育异常或后天性子宫疾患所致的解剖异常，其中纵隔子宫流产率约 88%。据报道人工流产刮宫术后发生宫腔粘连者 9% 以上，而粘连松解后妊娠流产占 18%。晚期 RSA 常见于宫颈内口闭锁不全。

3. 生殖道感染

主要指弓形虫、巨细胞病毒（MCV）、单纯疱疹病毒（HSV）等感染致子宫内膜炎使孕卵不能着床，或引起配子染色体畸变，或导致炎性反应，胚胎死亡而 RSA。

4. 内分泌异常

主要指内分泌功能失调所致之 RSA，如 LPD 等。

(二) 免疫性 RSA

从免疫学角度讲，胚胎是同种异体移植物，其遗传物质 50% 来自父系，母体免疫系统对胚胎之父系抗原（外来抗原）进行识别，产生反应，即产生免疫营养、免疫防护。正常妊娠是一种免疫耐受而非免疫攻击，使母体与胎儿之间的免疫保持平衡协调，妊娠得以维持。保护妊娠免遭攻击的机制有：① 胎盘和胎儿可以为母体提供主要组织相容性抗原复合体（MHC）及其他抗原；引起无毒性保护性反应。② 封闭抗原或增强抗原，对保护胚胎发育起作用。③ 在胚胎种植部位聚积有抑制细胞，保护胚胎免遭攻击。④ 母体的淋巴因子和生长因子促进胎盘细胞成长。如果这些保护机制失调即引起流产。

免疫性流产分两类型即自身免疫型和同种免疫型。两种免疫性 RSA 占 RSA 40% ~70%。

1. 自身免疫型

为母体自身产生的免疫抗体，主要有三种：抗磷脂抗体（APA，包括抗心磷脂抗体 ACL)、抗细胞核抗体（ANA）及抗甲状腺抗体（AthyA)，其他还有抗精抗体（ASA）和血型抗体。

（1）APA：妊娠时磷脂是粘合剂，能将独立的细胞粘合在一起，是胎盘植入内膜的必需物质。APA 是自身免疫性抗体，包括狼疮抗凝抗体（LAC）及抗心磷脂抗体（ACL）。APA 可与细胞膜上带负电荷的磷脂结合，中断磷脂的粘合作用，引起血小板聚集，形成血栓，并使前列腺素（PG）与血栓素 A 比率失常，导致局部血管血栓形成，胚胎血供受阻而致流产。据报道 APA（+）者 RSA 发生率高达 66% ~89%，胎儿存活仅为 14%。

（2）ASA：RSA 者血液中 ASA（+）率 50% 以上，其导致流产的机制是：①活化细胞，对精子或胚胎产生毒性作用。②可能使精子或输卵管内的受精卵沉积。③可直接损伤滋养层胚胎死亡而流产。

（3）ANA：RSA 者 ANA（+）高达 7% ~53%，而正常者为 0 ~8%。一般认为 ANA 滴度大于或等于 1∶40 即可引起流产。ANA 致流产的机制可能是 ASA 与滋养层细胞发生交叉反应，诱发胎盘血管炎，导致胎盘功能不良或使蜕膜血管受损，最终导致流产。

（4）AthyA：据报道 AthyA（+）者发生 RSA 为 17%，其机制是 AthyA 在胎盘局部与胎盘产生的甲状腺样蛋白结合，干扰正常妊娠而流产。

（5）血型抗原系统与 RSA：人类 ABO 血型系统抗原在胚胎发育的第 6 周就出现了。在 ABO 血型不合的夫妻中，约有 1/5 的妊娠发生流产。其机制可能是胎盘屏障上的某些缺陷或裂隙，致胎儿红细胞有机会经胎盘进入母体，使母体致敏而产生抗体。抗体经胎盘干扰胎儿器官的形成和发育而致流产。A、B 血型的母体只形成 IgM 抗体，不能通过胎盘屏障。而 O 型血的母体对 A、B 抗原均可产生 IgG 抗体，可通过胎盘屏障，故 O 型血的母亲有可能发生 RSA。但并非所有 ABO 血型不合的夫妻，母亲与胎儿血型也不合，这与夫妻血型是纯合型或杂合型有关。

Rh 血型抗原系统：当丈夫 Rh（+）妻为 Rh（-），胎儿为 Rh（+），红细胞可因损伤、出血等原因通过胎盘进入母体而产生抗体，抗体进入胎儿体内使胎儿受损。

2. 同种免疫型

属于排除性诊断，即排除染色体、内分泌、感染及自身免疫等病因，未能发现其他导致流产的原因则称为同种免疫也称为原因不明性 RSA。约占免疫性 RSA 的 50%。

同种免疫型 RSA 是指母体对胚胎之父系抗原识别异常，而产生免疫高反应性，导致母体封闭抗原和/或保护性抗体缺乏，激活相关细胞免疫及体液免疫，致胚胎受到免疫攻击而流产。

（1）两种与流产有关的抗原

第一种：组织相容性抗原也即人类白细胞抗原（HLA）

HLA是一种存在于各种组织细胞表面并可引起强烈排斥反应的抗原。定位于人的第六对染色体短臂上一个区段，至少有4个与移植有关的基因位点即HLA－A、B、C和D/DR。

胚胎是同种异体移植物，因而HLA在胚胎存活的免疫反应中极具重要地位。RSA配偶间具有共同的HLA抗原的频率显著增高，其中A点最高，占52%，B点占30%，因而某些HLA位点的纯合可能是流产的病因。近年发现RSA夫妇间HLA－DR相同的频率占84.6%，提示HLA－DR抗原相容性对妊娠的不利影响，引起流产的机制可能为：①致死基因与DR基因相接密切，当DR纯合时，致死基因也成为纯合子，从而引起早期流产。②由于DR抗原相容性高，不能形成DR抗体，致使胎儿受到母体免疫攻击而流产。③由于DR抗原相容性，不易形成耐受，胎儿则被母体免疫系统排斥而流产。

第二种：滋养层淋巴细胞交叉反应抗原（TLX）

滋养层细胞存在大量滋养层细胞抗原（TA），TA1可诱导产生细胞毒淋巴反应，TA2则激发母体产生封闭抗体，如果TA2不能封闭TA1，则导致病理性免疫反应而流产。

（2）封闭抗体（BA）缺乏

BA是一种抗配偶淋巴细胞的特异性IgG，从妊娠初期开始产生，至孕3个月水平最高，以后逐步下降，分娩时又增高。BA随妊娠期而增加。有正常分娩史者BA（＋）率达77%，而88%的RSA患者为BA（－）。

BA的活性存在于免疫球蛋白中，能抑制HLA－DR分子的表达。在妊娠中的作用是保护胎儿胎盘免受母体免疫系统的攻击，维持妊娠。

不同的BA作用的部位不同：①抗父体的补体依赖性抗体（APCA）：出现在母体和胎儿的循环中。据报道活产分娩者38%呈APCA（＋），而流产者仅9.5% APCA（＋）。出现APCA表示对父体抗原已发生免疫反应。②封闭混合淋巴细胞反应（MLR）抗体：可封闭MLR，保护胚胎免被排斥。在正常活产经产中50% MLR封闭抗体（＋）。③抗自身型抗体：有封闭细胞毒性抗体的作用。

（3）抑制细胞

聚积子宫蜕膜保护早期妊娠，抑制细胞还可能在淋巴结中保护胚胎，于妊娠中期被吸收。可能由于滋养层细胞缺少抑制细胞，对细胞毒性淋巴细胞的胎盘屏障失去作用，毒性细胞侵入胚胎导致死亡而流产。

Daya等在妊娠13～15周终止时检查患者蜕膜发现有小的淋巴细胞，认为可能是抑制细胞，但是在妊娠11周流产病人中却未发现抑制细胞，认为T细胞的靶目的可能是胚胎而不是滋养层细胞，因而是滋养层细胞囊包绕坏死的胚胎，胚胎死亡，细胞毒性细胞消失。

（4）淋巴因子和生长因子

存在于胎儿母体的交界处，能增强胎盘屏障，对T细胞，B细胞，抑制淋巴的增生和抗体的产生是必需的。

其他一些非特异性抑制因子，如多种激素具有免疫抑制功能，包括HCG、AFP、PG及孕激素，CEA等使母体的细胞免疫功能降低，体液免疫功能增强，胎儿胎盘抗原性减弱，妊娠得以维持，缺乏这些因素都可能将发生流产。

二、RSA病因筛查

1. 染色体核型：夫妇双方及流产排出物标本的染色体核型。

2. 宫体解剖畸形：初次检查用无创法，主要是B超。B超不能确定者可考虑宫腔、腹腔镜检。

3. 宫颈功能检查：于妊娠12周和20周分别行超声检查，阴道放置水囊200ml，观察宫颈管形态学改变。如宫颈长度小于2.6cm颈管内口大于或等于0.5cm，则可诊断宫颈功能不全，并行宫颈管环扎术。

4. 内分泌异常筛查激素基础值，注意LPD、HPRLE、PCOS、甲状腺功能紊乱和糖尿病。

5. 感染：主要查清性传播疾病（STD）、TORCH对巨细胞病毒、单纯疱疹病毒或弓形虫进行治疗。

6. 如属免疫性RSA，要分析自身免疫还是同种免疫；自身免疫RSA中系统性红斑狼疮、硬皮病、鱼鳞病，进行性全身硬化症等的发生率明显高于正常人群。关键对APA采取双措施（查APA和抗B2GP－J抗体）多次测定（相隔6周/次）提高APA检测率以减少RSA漏诊，提高同种免疫型RSA诊断的准确性。

母体血清与父体细胞混合比较是检查抗配偶抗体最简单的免疫学试验，虽然是粗略指标，但简单实用。

三、免疫性RSA的治疗

（一）适应证

1. 无明确原因的早期习惯性流产。

2. 血中无封闭性抗体者。

3. 夫妻间有2个或2个以上相同的HLA抗原，Ⅰ及Ⅱ型抗原相容＞5，Ⅱ型抗原＞4，或有抗D/DR抗体存在者。

4. 无抗父系淋巴细胞毒抗体者。

5. 对男方的单向混合淋巴细胞无反应，而对无关第三者的抗原激素有反应者。

6. 夫妻双方同意接受免疫治疗者。

（二）治疗方法

1. 自身免疫型 RSA

（1）免疫抑制法：用泼尼松类激素治疗。

适用于 APA（即 ACL 或 ACA）持续阳性或呈中、高水平的情况。于妊娠确定开始，疗程根据 APA 水平变化调整，频繁出现阳性或持续阳性者用药至孕末期，用药期间 APA 转阴性者则 1 ~ 2 月停药（表 5 - 1）。

表 5 - 1　免疫性 RSA 的免疫抑制法方案

	药物	剂量	用药时间
低剂量维持法	泼尼松	5mg，每天 1 次	3 ~ 12 个月
大剂量冲击法	甲基氢化考的松	98mg/d	7 天
	泼尼松	10mg/d	7 天
阴道局部用药法	氢化考的松	10mg/d	6 个月
反复多次流产	泼尼松龙	30mg/d	

（2）抗凝疗法：用 Aspirin 和/或低分子肝素治疗。

Aspirin 适用于血小板激活状态者（即血小板聚集试验阳性），用药时间从确诊妊娠开始至产前 3 天。药量起始为 25mg/d，后续用量根据控制血小板聚集试验结果增减。

低分子肝素适用于 D - = 聚体水平 ≥ 1.0μg/ml 的高凝状态者，用药时间从不看诊妊娠开始至产前 3 天。药量起始为 5000U/d 密切测 D - = 聚体水平变化维持在 0.2 ~ 0.4μg/ml 调整从每天一次至每 8 小时一次皮下注射（表 5 - 2）。

表 5 - 2　免疫性 RSA 的抗凝疗法方案

ACL 阳性	血小板聚集性增高	高凝状态	aspirin	低分子肝素	泼尼松
偶发	伴有		√		
偶发		伴有		√	
偶发	伴有	伴有	√	√	
频发或持续	不伴	不伴			√
频发或持续	伴有		√		√

续表

ACL 阳性	血小板聚集性增高	高凝状态	aspirin	低分子肝素	泼尼松
频发或持续		伴有		√	√
频发或持续	伴有	伴有	√	√	√

抗凝疗法的副作用包括：

①血小板减少及局部出血：在起始治疗的 3～15d 可显出，用药期间每天补充钙剂 1000mg，维生素 D600IU。

②骨质疏松：除补钙外应鼓励其负重锻炼。

（3）ASA（+）者滴度≥1∶128：可用避孕套半年以上

ABO 血型不相容如 O 型母体怀 A 型或 B 型血胎儿，因母体抗 A 或抗 B IgM 通过胎盘进入形成自发性流产。而 A 型或 B 型母亲主要有抗 A 或抗 BIgM 抗体，在妊娠 8 周后，胎儿唾液腺和胃肠道产生可溶性 ABH 糖蛋白，可溶解 A 或 B IgM 抗体而不致病。

Rh（－）母亲多在第 2、3 胎发病，注射抗 Rh（D）IgG 抗体预防。

2. 同种免疫型 RSA

用免疫增强法或主动免疫法治疗。

（1）小剂量淋巴细胞主动免疫法

步骤：①取丈夫静脉血或第三者静脉血或脐血抗凝共 20ml。

②分离淋巴细胞 $20 \sim 30 \times 10^6$（总数）。

③在妻子（患者）前臂皮内多点注射，每点每次 0.3～0.5ml。

④每次间隔 3 周即每 21 天注射一次，于孕前开始注射 2～4 次，受孕后 40 天左右加强免疫注射一次。

⑤孕前开始每一疗程免疫注射 2 次，第一疗程结束后鼓励在 3 个月妊娠。如未妊娠重新一疗程。并排除其他不孕原因。

（2）浓缩白细胞血浆静脉注射法，用于治疗封闭抗体缺乏的 RSA。

含白细胞 4 亿个的，于孕前开始静脉注射。每隔 3 周或每月一次，可直至孕 27 周为止。

（3）胎盘滋养层制剂免疫增强法

胎盘滋养层制剂是在消毒状态下取得的新鲜同血型胎盘滋养层组织 1g，用制剂方法得 100mg 总蛋白浆液，加盐水 250ml 静点 1～2 小时。为避免过敏反应可将 1g 滋养层细胞制剂分别多次肌注，每周一次，共 4 次。

（4）除上述治疗外，同种免疫型 RSA 也应检测是否存在血小板激活及高凝状态，必要时应在主动免疫基础联合抗凝。见“自身免疫型 RSA”节。

3. 其他治疗方法

静脉内输注免疫球蛋白有多种免疫调节作用，无论是自身免疫还是同种免疫都可使用。但其费用昂贵，药源较少，并有潜在血源性感染的危险，临床上应用不多。

（1）孕前0.5mg/kg/月，孕5周时开始治疗，一次剂量0.5～0.6g/kg。以后0.3～0.4g/kg/2周，直至22～24周。

（2）确诊妊娠开始0.5mg/kg/月立即静注每天一次连用两天，以后每月一次直至33孕周。此外有用；白介素－3治疗RSA者，因为受精卵植入子宫壁滋养叶与子宫蜕膜粘合需要磷脂激活纤溶酶，而RSA的抗磷脂抗体抑制纤溶酶活性，用白介素－3能提高激活物的活性，起到防治流产的作用。

4. 免疫治疗法的疗效监测（治疗效果期望）

（1）自身免疫型RSA（ACL、ANA及LAC（＋）者）用糖皮质激素、小剂量阿斯匹林、肝素治疗可明显提高治疗效果。如除了免疫型方面的原因没有更明确的病因，亦可用免疫治疗。

（2）原发性RSA比继发性RSA对免疫治疗反应好。在无HLA共有抗原存在的原发性RSA者进行免疫治疗到抗体（＋），有90%患者对治疗有反应，因此缺乏共有抗原不是免疫治疗的禁忌证。

（3）MLR封闭抗体（＋）者免疫治疗效果差。MLR封闭抗体（－）或对丈夫MLR反应低下者，则应用免疫治疗较好。

（4）封闭因子（－）者免疫治疗坚持到封闭因子转阳者可改善再次妊娠后果。

（5）免疫治疗的副作用和并发症包括：母亲对胎儿的免疫反应增强，引起胎儿宫内发育迟缓（IURG），发病率为10%。

附　慢性盆腔痛与不孕

慢性盆腔痛（Chronic Pelvic Pain，CPP）是指非月经期的盆腔痛持续6个月或6个月以上，产生功能障碍或需要药物或手术治疗。ACOG（2004年）推荐的慢性盆腔痛定义为：盆腔、前腹壁（脐周或脐下）、腰骶部或臀部的非周期性疼痛，持续6个月以上，常引起功能残缺或需要药物或手术治疗。查体没有阳性发现，不能除外患者疼痛的严重性，正常的检查结果也不能除外盆腔存在病理改变。它是妇科常见病症之一，在15～73岁人群中发病率为3.8%。CPP病因复杂，可由生殖系统、消化系统、泌尿系统、肌肉骨骼系统以及精神神经系统等多种疾病引起。因此对CPP确诊较困难，治疗效果不理想，疼痛的发作给患者带来生理与心理的痛苦，严重影响生存质量。

一、慢性盆腔痛的病因

许多研究者想找出一个或几个慢性盆腔痛病因，但越来越多的研究证实慢性盆腔痛为综合病因所致。

1. 生殖系统：生殖器官炎症、盆腔囊肿、子宫肌瘤、生殖道畸形、既往盆腔手术史、子宫内膜异位、子宫腺肌病、盆腔淤血综合征、宫颈管阻塞、残留卵巢综合征。

2. 胃肠系统：便秘、肠激惹综合征、肠炎、肠憩室炎。

3. 泌尿系统：尿道炎、膀胱炎。

4. 神经、肌肉－骨骼系统：盆底紧张性肌痛、梨状肌炎综合征、腹腔疝气、腹直肌腱扭伤、肌筋膜炎。

二、慢性盆腔痛引起不孕症的机制

1. 粘连：各种原因所致的粘连使输卵管扭曲变形、周围粘连，排卵及输卵管的蠕动异常造成输卵性不孕。

2. 炎症：炎症是慢性盆腔痛的原因之一，炎症致正常的生殖系统解剖结构扭曲。如输卵管炎使宫腔闭锁或者配子移动障碍，内膜炎导致子宫的瘢痕化，严重影响孕卵的着床。

3. 免疫机理：炎症局部非特异性免疫反应，激活巨噬细胞大量吞噬精子，使机体产生抗精子抗体（ASAb），细胞因子的参与、疼痛释放的炎症因子等均直接影响妊娠。

三、临床诊断

1. 病史

根据慢性盆腔痛的定义，如果患者述腹部、盆腔、腰骶部、会阴或臀部非周期性疼痛，持续超过6个月，则不论相关的辅助检查是否有阳性发现，都应诊断为慢性盆腔痛。详细地询问病史非常重要，从中可了解疼痛的特点、强度、部位、性质、加重或缓解因素、与月经的关系、伴随症状、变化特点，对生活的影响程度。

2. 体格检查

要进行细致全面的体检及神经精神方面的评估，包括患者的步态、站立的姿势、坐位的姿势及仰卧位时的姿势。让患者指出疼痛部位，如患者用一个手指指出疼痛部位说明疼痛部位明确局限，引起疼痛的原因可能单一。而泛泛的指认说明疼痛范围不确定，相对来说引起疼痛的原因不易明确。

(1) 立位体检：检查患者是否有倾斜步态，脊柱前凸、驼背、脊柱侧弯或单腿站立（one－leg standing）。找出引起疼痛的典型姿势。检查患者单腿站立时是否会引起耻骨联合部位的疼痛。检查双侧髂嵴是否在同一水平线以发现患者是否有短腿综合征（short leg syndrome），站立位时检查是否有各种疝（腹股沟疝、股疝等）。让患者取直腿弯腰体位，将一手食指插入阴道另一手食指插入直肠，可以发现是否有盆底肌肉松弛障碍。

(2) 坐位体检：仔细观察患者的坐姿，如将全身重量集中在一侧臀部或始终保持前倾的坐姿，提示可能有肛提肌的痉挛或盆底疼痛综合征。对背部及腰骶部进行触诊以观察有无不适或疼痛，用单个手指触诊，如发现疼痛激发点（trigger points），可在该处注射1%利多卡因以评价疼痛激发点与疼痛的关系。

(3) 仰卧位检查：采用屈腿、膝盖贴近胸部的姿势来检查是否有腰骶部的功能障碍、疼痛或腹部的薄弱。检查局部皮肤是否有感觉过敏以及腹部皮肤的反射。用单个手指的触诊来发现 trigger points，即按压腹部疼痛部位，让患者抬头以增加腹肌紧张度，如疼痛加重提示疼痛来自于肌筋膜，如疼痛减轻说明疼痛来自于盆腹腔内。注意是否有手术疤痕，触诊注意是否有疝，注意有无筋膜的薄弱或紧张，注意耻骨联合有无压痛。

(4) 膀胱截石位：注意观察外阴有无肿胀，静脉曲张，分泌物性状、阴道壁有无肿胀、着色，阴道双合诊检查宫颈有无触痛、后穹窿有无触痛结节，子宫的大小、质地、活动度、附件区有无包块、活动度及触痛等，同时要通过阴道检查或/和直肠指诊对盆底肌肉进行检查，注意有无触痛、肌紧张等。

3. 实验室检查

(1) 血液分析：根据白细胞数、分类等可以判断是否为炎症引起的盆腔疼痛，另外可判断有无贫血。

(2) 尿液分析、尿液培养：对盆腔疼痛伴有尿频、尿急、尿痛等泌尿系症状者要行尿液分析检查，必要时做尿培养。

(3) 性激素检查：怀疑残留卵巢综合征时要进行性激素检查。

(4) 性病相关检查：怀疑性病引起的炎症时要行性病相关检查，包括分泌物检查及血液检查等。

4. 超声检查：经阴道超声检查可发现盆腔的包块、积液、炎症性改变、盆腔静脉淤血综合征等，是诊断慢性盆腔痛必不可少的辅助检查。

5. 影像学检查：包括盆腹腔X线检查、盆腔静脉造影、CT、MRI等。盆腔静脉造影是确诊盆腔静脉淤血综合征的必要手段。

6. 腹腔镜检查：是诊断和治疗慢性盆腔痛非常有帮助的检查手段，可以明确诊断由子宫内膜异位症、慢性盆腔炎、粘连等引起的盆腔疼痛，也是诊断特发性慢性盆腔痛的常用的排除诊断的手段。可疑盆腔异常的慢性盆腔痛应行腹腔镜检查。慢性盆腔痛患者查体无盆腔异常者行腹腔镜检查时，约50%有异常。近年来开始开展腹腔镜触痛检查技术，即在局麻下进行腹腔镜检查，患者处于清醒状态，通过探针或牵拉组织诱导出与平时相似的疼痛，从而确定疼痛来源，并可绘制疼痛图谱。

7. 其他内镜检查

(1) 膀胱镜：用于怀疑间质性膀胱炎时。

(2) 纤维结肠镜：用于怀疑肠激惹综合征以除外肠道的器质性病变。

四、慢性盆腔疼痛的治疗

慢性盆腔痛（CPP）用一般药物治疗疗效不佳，并且CPP常伴有一些生理功能障碍及精神症状。流行病学调查显示，美国和英国生育年龄女性CPP的患病率分别高达14.7%和24.0%。但其中约10%～60%的CPP患者在行腹腔镜检查时未见病变，可能的原因有：①病变存在，但尚未被发现；②疼痛可能与病变有关，但无客观证据（如一种特异型的偏头痛的伴发症状）；③疼痛可能由其他系统，如胃肠道、泌尿道或骨骼神经系统疾病引起，而非由妇科疾病引起；④精神问题引起的疼痛。慢性盆腔痛的治疗分为药物治疗、心理治疗和神经损毁治疗3个方面。总之治疗的目的就是尽早使患者受孕。

1. 药物治疗

CPP的药物治疗主要为镇痛药物，包括外周止痛药物和中枢性镇痛药，前者如阿司匹林、非甾体类抗炎药和对乙酰氨基酚，后者如阿片类药物。临床应用表明，一级镇痛药物可以取得较好疗效。非甾体类抗炎药的疗效存在较大的个体差异。因此，至少在试用3种不同的甾体类抗炎药，确认无效时再改用其他药物。由于 CPP 的治疗是一个长期的过程，在使用这些外周止痛药时，要注意药物的副反应。阿片类中枢性镇痛药对急性疼痛的疗效已经得到了公认，但对 CPP 的治疗尚有争议，可以试用于其他治疗均失败的 CPP 患者，但要注意防止医源性成瘾。

除此之外，还可适当使用一些辅助药物。对伴有抑郁症的 CPP 患者，常需要接受抗抑郁药治疗。三环类抗抑郁药可以增强 CPP 患者对疼痛的耐受性，提高睡眠质量，减轻抑郁症状，使疼痛强度减弱、持续时间缩短。拉莫三嗪、卡马西平等主要用于神经痛的抗惊厥药物也可用于治疗 CPP。另外，也可使用肌松药、α2 激动剂和右美沙芬等辅助治疗。联合应用不同作用部位及作用机制的药物可以提高疗效，例如对肌痉挛或紧张导致的疼痛，联合应用镇静剂（或肌松药）和阿片类镇痛药（或非甾体类抗炎药）可以取得较好的效果。

(1) 子宫内膜异位症

对于极轻或轻度无症状或仅有轻度不适者宜择期处理。

镇痛治疗：对于病灶小的轻度经前期腹痛，盆腔检查无异常且近期无生育要求者，宜选上述单一镇痛药物治疗。包括非甾体类抗炎药和前列腺素合成酶抑制剂。

激素治疗：目的是阻止体内激素周期性刺激和异位内膜组织周期性出血。主要有口服避孕药，如妈富隆（去氧孕烯、炔雌醇）、敏定偶等，疗程为 6 ~ 12 个月。一般治疗 6 个月后，症状缓解率为 60% ~ 95%，但停药 1 年复发率为 17% ~18%；达那唑为 17α - 乙炔睾酮衍生物，具有弱雄激素样作用，抑制 GnRH 或促性腺激素的分泌，直接抑制甾体激素的产生，合并其雄激素样作用，形成一个高雄激素、低雌激素环境，阻止异位内膜灶的生长，导致的闭经可防止新的种植灶的产生。一般用法为 200 ~400mg 口服，每天 2 次，治疗 6 个月后，症状缓解率为 90%，停药 1 年复发率约 23%；孕三烯酮可抑制 FSH 和 LH 的分泌。用法为 2. 5mg 口服，每周 2 次，用药后症状改善率为 90%，复发率为 12% ~17%；GnRH 激动剂为下丘脑 10 肽化合物，持续给予 GnRH 激动剂，可降调垂体促性腺激素分泌，降低 FSH 和 LH，抑制内膜种植。大部分患者经过 2 ~3 个月治疗后，内膜异位症引起的腹痛可以缓解。醋酸亮丙瑞林 3. 75mg，肌内注射 1 次/月。长期应用可出现低雌激素而产生的绝经期症候群及骨质疏松等副反应，故使用 3 月后应给予反相添加治疗。孕激素拮抗剂，如米非司酮 RU - 486 通过与孕酮竞争受体，拮抗孕激素而使子宫内膜萎缩，还可以作用于下丘脑 - 垂体 - 卵巢轴，抑制 FSH 和 LH 分泌，阻止卵泡发育，从而使血清雌激素保持低水平，失去其对异位内膜的周期性刺激，致使内膜萎缩。用法为每天 10～25mg，持续 3～6 个月。

非激素药物：目前尚处于研究阶段，还未应用于临床。如细胞因子调节剂。动物实验发现，重组人 TNF－α－结合蛋白可以使腹膜上异位子宫内膜病灶体积缩小 64%，有效抑制病灶的发展和相关的粘连。免疫增强调节剂罗唑利宾和左旋咪唑治疗后，可使子宫内膜异位种植灶退化；白三烯受体拮抗剂可应用于对前列腺素合成酶抑制剂无反应的子宫内膜异位症；研究发现，基质金属蛋白酶抑制剂在裸鼠中，抑制 MMPs，可减慢人类子宫内膜异位病变的建立。

（2）肠激惹综合征

是最常见的下腹痛原因之一，约占 CPP 的 50%～80%。目前治疗效果不尽人意，安慰剂的反应率很高。需要药物和心理等多学科综合性治疗。三环类抗抑郁药和抗胆碱能药，如盐酸双环胺或硫酸莨菪碱对改善疼痛可能有效。饮食疗法是惟一的治疗方法，药物治疗可以缓解症状，如以腹痛或胀气为主的患者，可使用解痉药物。便秘为主者，以增加粗纤维食物为主，必要时可使用渗透性轻泻剂。

（3）间质性膀胱炎

女性比男性常见，病因不清。最早使用二甲亚砜治疗，但其仅能缓解症状。戊聚糖多硫酸钠是 FDA 唯一推荐用于治疗间质性膀胱炎的药物，其作用机制可能为修复膀胱表面的渗出性改变。通过使膀胱逼尿肌缺血及减少膀胱壁的神经支配，导致流体静力性膀胱扩张，从而暂时缓解病情。一般治疗 6 个月，但仅有 28%～32% 的患者的症状得到改善。西咪替丁也可以使某些患者的疼痛减轻、夜尿减少。也有报道使用膀胱内肝素、二甲亚砜和抗生素治疗间质性膀胱炎，其他药物还有环孢菌素、硝苯地平、抗组胺药、三环类抗抑郁药等。

综上所述，对慢性盆腔痛患者，需要进行包括药物镇痛、抗抑郁、心理治疗在内的综合治疗，对特殊疾病要进行相应的治疗，从而改善和提高患者的生活质量。

2. 手术治疗

在慢性盆腔痛腹腔镜的诊治过程中常存在一些困惑。35% 盆腔疼痛病人腹腔镜检查为正常盆腔，因此很难解释为何会盆腔疼痛，或许是其接受了超过正常范围的有害刺激，从而导致了盆腔痛，或许与其精神心理紊乱有关。有研究指出慢性盆腔痛可由于肠、膀胱、盆腔组织的功能紊乱所致。无论何种病因，盆腔疼痛的亚群不易经病理学或腹腔镜发现。相反，在正常人群中常常发现有腹腔粘连，17%非盆腔痛疼的病人行腹腔镜检查存在有粘连。因而医生拟行手术时应先考虑：①患者的风险与受益评估；②术中使用锐性分离还是钝性分离；③如何分离减少脏器损伤的风险。手术后患者的受孕问题。

目前普遍认为对慢性盆腔痛患者应首选腹腔镜探查术，在诊断的同时进行相应的治疗，以最小创伤达到最佳的诊治效果。手术的方式及手术范围要根据患者的年龄、病因、症状、体征及是否有生育要求而定。

（1）子宫内膜异位症：子宫内膜异位症是慢性盆腔疼痛最常见的病因。因不孕症患者有生育要求，应行保留生育功能的手术，即尽量去除病灶，保留子宫，根据不同病情可选用不同的病灶处理方法。

（2）盆腹腔粘连：许多学者认为盆腔粘连是引起慢性盆腔痛的重要原因之一，因而倾向于对与严重粘连的患者要行粘连松解术。粘连松解术治疗慢性盆腔痛的原理是切除异常的粘连组织，恢复正常的解剖关系。术前要清洁灌肠，术中要认清解剖关系，顿锐结合分解粘连，尽量避免脏器损伤。为防止术后再次形成粘连，术中可在创面放置防止粘连的药物，如右旋糖酐、透明质酸钠、生物蛋白胶等。但是目前对于松解粘连是否能缓解慢性盆腔痛患者的疼痛尚存在争议。1992 年 Peter 的一项随机对照研究表明，开腹粘连松解术与不手术相比，患者的疼痛缓解无显著差异。也有学者报道，严重粘连的慢性盆腔痛患者，行松解粘连的手术以后，慢性盆腔疼痛的症状明显缓解。另外对于不孕患者，即便不能缓解疼痛，但是术后解剖关系恢复如能受孕也是治疗的重点。

（3）子宫器质性病变：对于子宫有器质性病变的不孕症患者，全子宫切除术是治疗慢性盆腔痛的较常用的方法。但是往往患者不能接受。慢性盆腔痛患者行全子宫切除术的指征包括子宫腺肌症；重症子宫内膜异位症无生育要求者可行半根治或根治性手术；盆腔静脉瘀血综合征。

（4）慢性盆腔炎：当有感染灶、严重盆腔疼痛药物治疗无效者可考虑手术治疗。手术以彻底清除病灶为原则。

（5）子宫神经切除术（LUNA）：女性盆腔器官的神经支配为自主神经系统。支配子宫的神经沿子宫骶骨韧带到达子宫颈，进而分布至整个子宫。手术方式包括在子宫骶骨韧带与宫颈连接处，横断或切除骶骨韧带，这样，可以阻断绝大部分宫颈的感觉神经纤维。作为疾病治疗来讲有帮助，但尚不确定是否能达到妊娠目的或者妊娠后产生什么后果。

（6）腹腔镜下骶前神经切除术（LPSN）：骶前神经的分支通过痛觉

传入神经分布于宫颈、子宫及输卵管。手术切除骶前神经丛可以阻断这些部位的痛觉神经传入，有效缓解盆腔疼痛。适用于盆腔疼痛严重而其他治疗方法无效的患者。

目前治疗 CPP 的手术方案腹腔镜手术虽为“微创”，但还是属“有创”，而非“无创”手术，加之腹腔镜手术视野局限，器械功能较单一，常需频繁的取出放入操作，操作不慎易发生意外损伤及并发症。因此，腹腔镜检查与手术有一定的局限性。

3. 心理治疗

由社会心理因素所致的慢性盆腔疼痛约占 5%~25%。因此，心理和社会因素尤其不孕症对 CPP 的影响不容忽视。绝大部分 CPP 虽接受了不同程度和范围的长期治疗，但均未取得预期效果，这使患者更加坚信 CPP 是躯体性疾病而否认社会心理因素的影响。这就可能导致两种结果：一是盆腔疼痛的慢性化，二是医患双方均丧失了治疗的信心。对 CPP 患者的心理治疗，可以从以下几个方面着手：①使患者了解疼痛原因的复杂性，生理和心理的因素对疼痛都有重要的影响。让 CPP 患者参与并了解治疗的全过程，教会她们使用各种方法放松和分散注意力，从消极的情绪中解脱出来。②在进行疾病的问诊和检查时，还应该对患者进行心理、人际、职业等全面评估，以便寻找疼痛的心理因素。③争取患者家属的配合，共同参与患者的治疗。④采用心理治疗来消除患者的疑虑。例如催眠疗法等可放松患者身心。对怀疑有较严重的心理疾病的 CPP 患者，建议接受心理医师的咨询，并按照严格的心理治疗模式进行治疗。CPP 患者精神方面改变的发生率很高，且常伴有性功能障碍，应从心身医学的角度出发，在药物治疗的同时，帮助她们避免或消除不利于身心健康的心理和社会因素的影响，达到治疗的目的。

参考文献

1. 葛秦生，等. 实用女性生殖内分泌学［M］. 北京：人民卫生出版社，2008.
2. 俞霭峰. 妇产科内分泌学［M］. 上海：上海科技出版社，1983.
3. 张丽珠. 临床生殖内分泌与不孕症［M］. 北京：科学出版社，2006.
4. 李继俊. 妇产科内分泌治疗学［M］. 北京：人民军医出版社，2005.
5. 黄华芬. 激素替代治疗与排卵障碍［J］. 国外医学妇产科分册，1998，25：121.
6. 暴蕾，等. 子宫腺肌病与卵巢子宫内膜异位症患者血清中抗子宫内膜抗体及 CA125 的测定比较［J］. 医学资讯：中华医学会，2006，(4)：40.
7. 陈子江，等. 多囊卵巢综合征高雄激素诊断与治疗进展［J］. 妇科内分泌诊治新进展，2010：140 ~142.
8. 陈子江，等. 雄激素对卵泡发育的作用和意义［J］. 妇科内分泌诊治新进展，2010：34 ~38.
9. 魏丽惠，等. 女性生殖与肿瘤［J］. 妇科内分泌诊治新进展，2010：44 ~46.
10. 全松. 不孕症治疗药物的应用及对胎儿安全性的评价［J］. 妇科内分泌诊治新进展，2010：104 ~108.
11. 张友松. 习惯性流产的免疫学原因及治疗研究进展［J］. 国外医学妇产科分册，1992（1）：4 ~7.
12. 颜建华，黄宇烽，庄恭南. 习惯性流产夫妇抗精子抗体和精浆免疫抑制物的评价［J］. 中华妇产科产科杂志，1990，25：343.
13. Mathurs, Garaza DE, Smith LE. Endometrial autoantigens eliciting immuniglobulin（IgG、IgA、IgM）responsis in endometriosis、Fertil、srtiril 1990：56 ~63
14. Hong Nerng HO. Treatment and Outcome of Unexplained Recurrent Spontaneous［J］. Journal of the Formosan medical association，1992，5（91）：497 ~501.
15. C. J. Dewhurt, et al. Integrated obstetrics and Gynaecology for postgraduates［M］. 1972.
16. Triplett DA. Antiphospholipid antibodies and recurrent pregnancy loss［J］. Am J Reprod Immunol. 1989，20（2）：52 – 67.